ISBN 3-935341-00-8

Fotos: © René Reiche
Satz & Layout: HellaDesign, Freiburg
Litho: SKRIPT Medientechnik, Freiburg
Druck: Stiehler Druck & media GmbH, Denzlingen

Liebe Schminkwütige,

seit einigen Jahren bieten wir Gesichtsbemalung für jung und alt in großen deutschen Freizeitparks an. Die dabei gewonnenen Erfahrungen - gewürzt mit einigen neuen Ideen - haben wir in diesem Buch zusammengetragen und hoffen, daß Sie an dem Ergebnis Ihre Freude haben werden.

Wir zeigen eine zeitgemäße Sammlung von Masken mit einer großen Bandbreite von einfach bis anspruchsvoll, von klassisch bis modern.

Da Kinder schnell ungeduldig werden, haben wir darauf geachtet, daß keine Maske (nach einigem Üben) länger als fünf Minuten in Anspruch nimmt.

Wir werden Ihnen die ersten Schritte in diese bunte Welt einfacher machen und schnell für Erfolgserlebnisse sorgen.

Viel Spaß wünscht

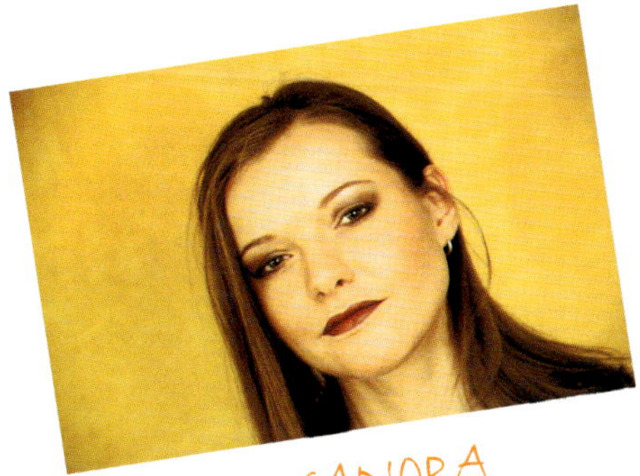

Sandra

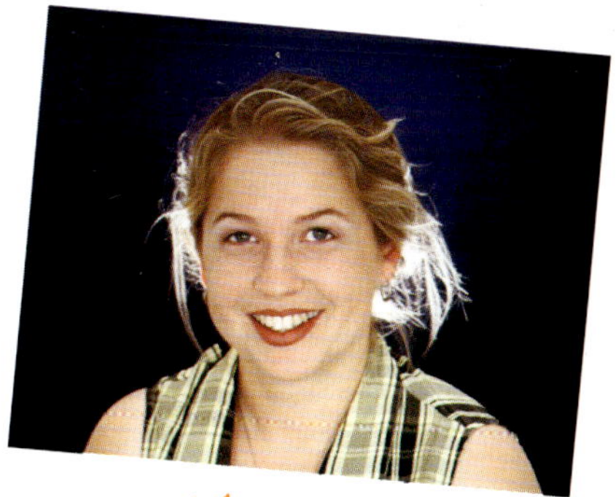

Janja

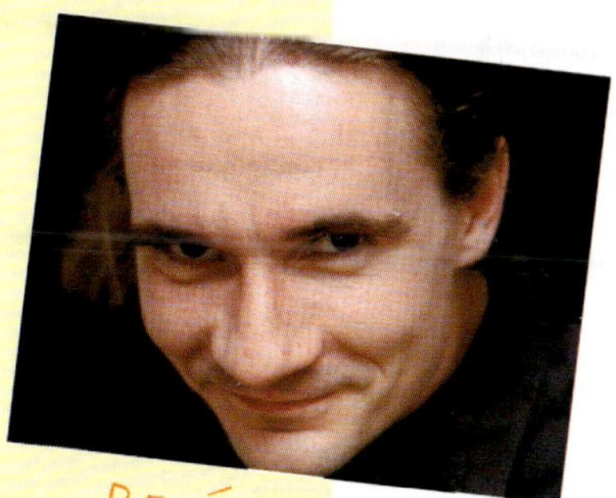

René Reiche

Janja Großmann und Sandra Glorer hatten maßgeblichen Anteil an der Realisierung dieses Buches. Ihnen als auch Yves, Gerres & Petra möchte ich für die entgegengebrachte Unterstützung, Geduld und Inspiration danken. Schließlich geht ein Gruß über den Ozean an Carmel Bloxsom, ohne die dieses Projekt nie ins Leben gerufen worden wäre.

Inhalt

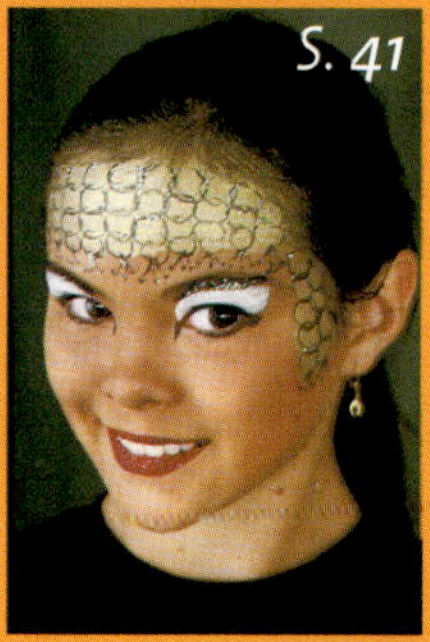

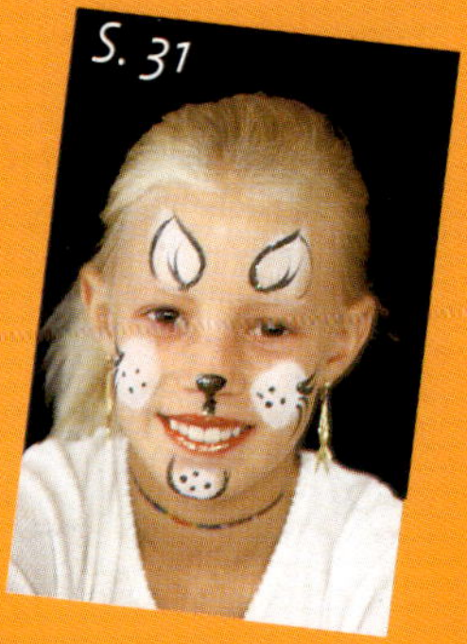

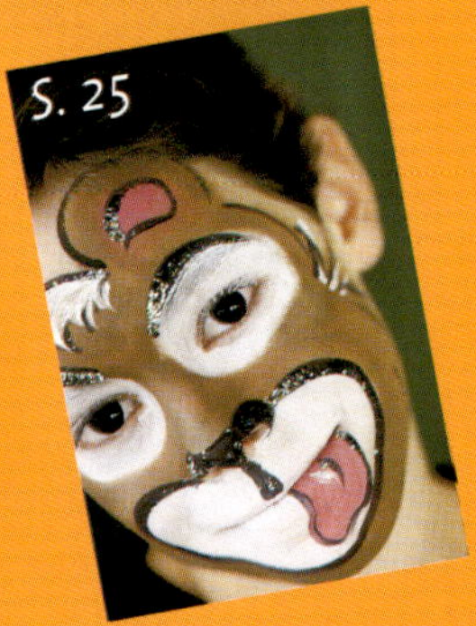

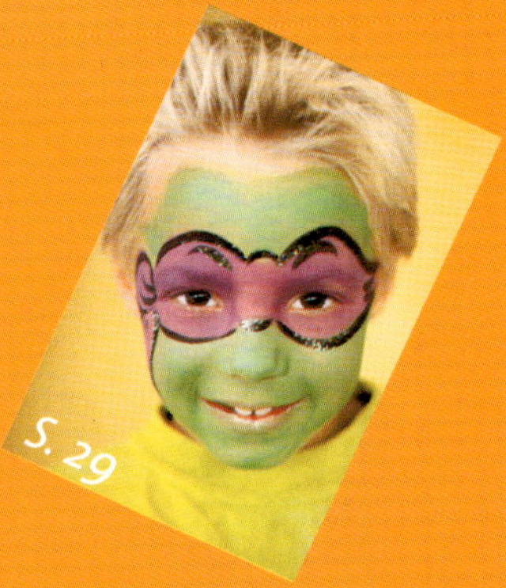

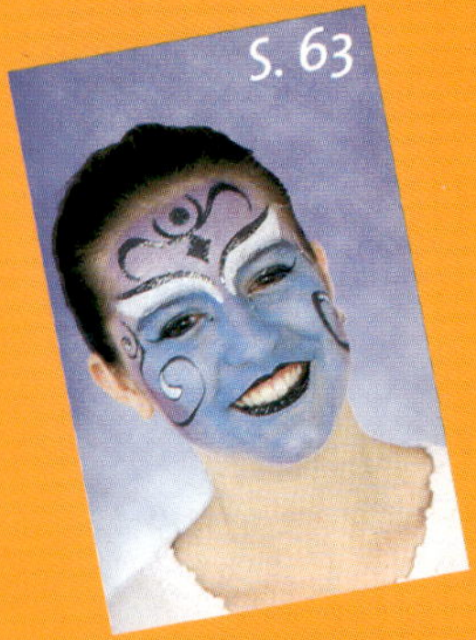

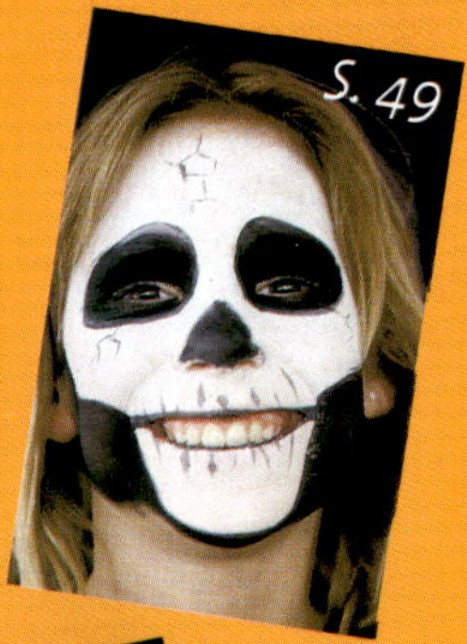

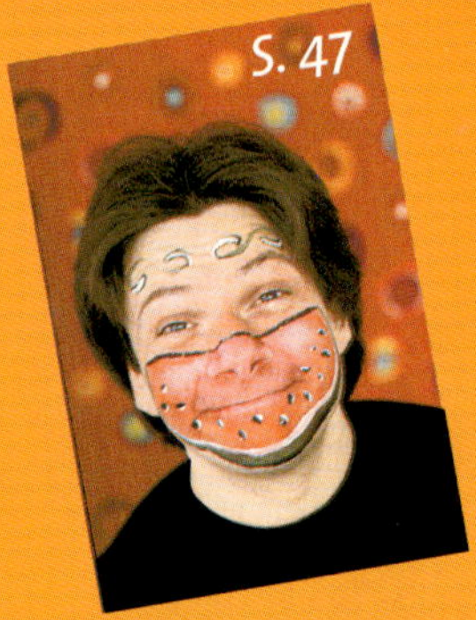

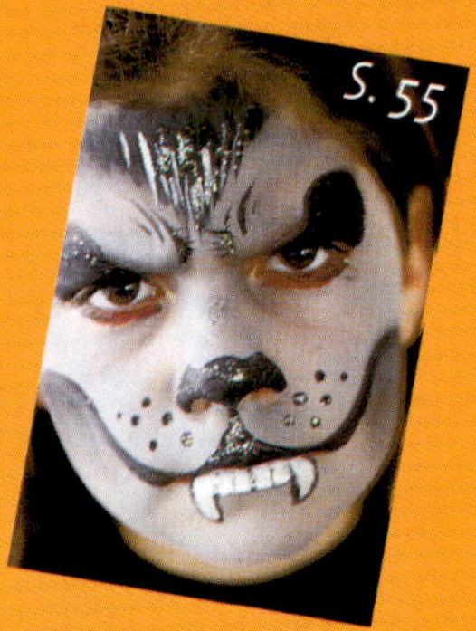

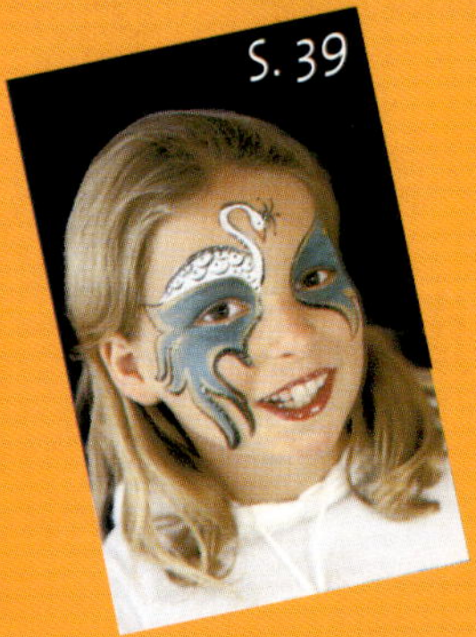

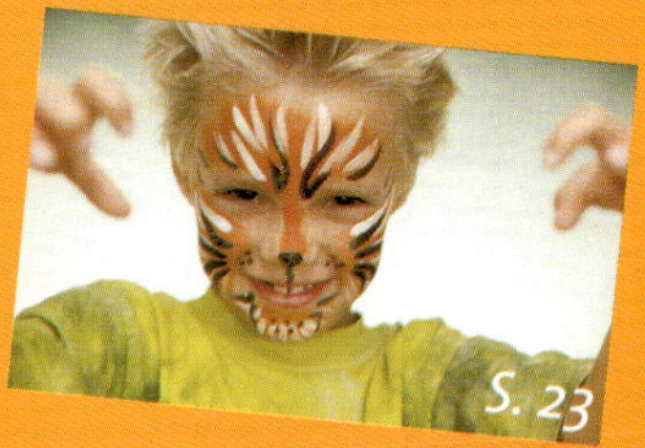

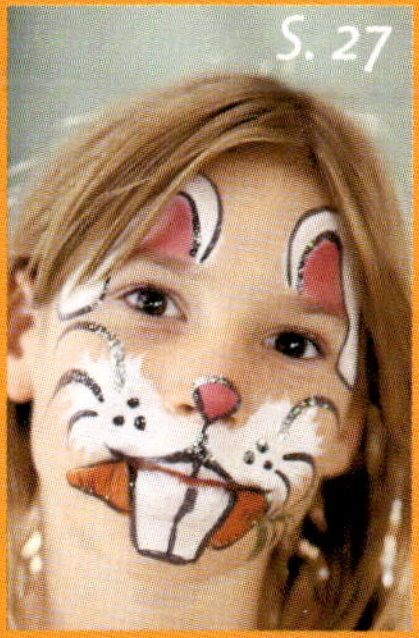
S. 27

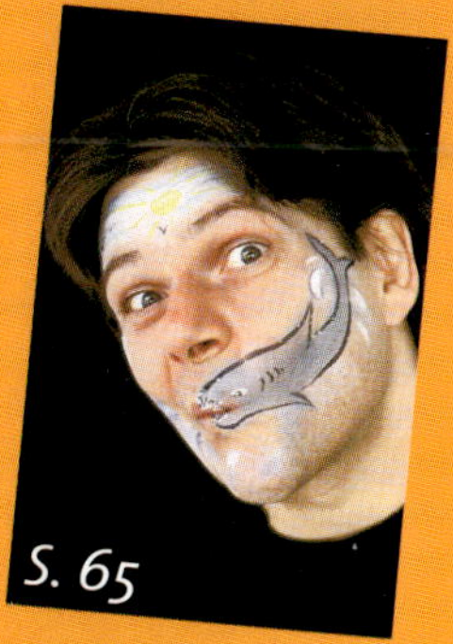
S. 65

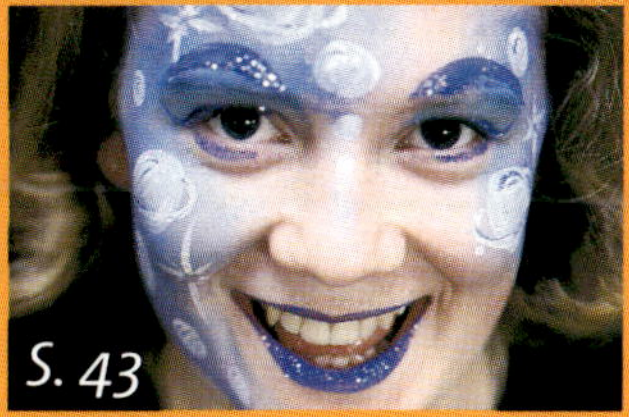
S. 43

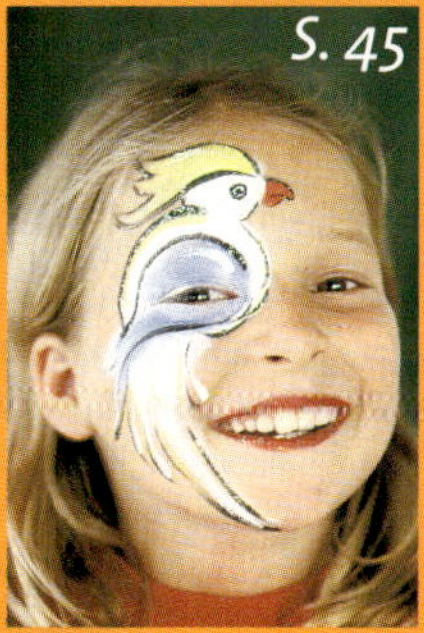
S. 45

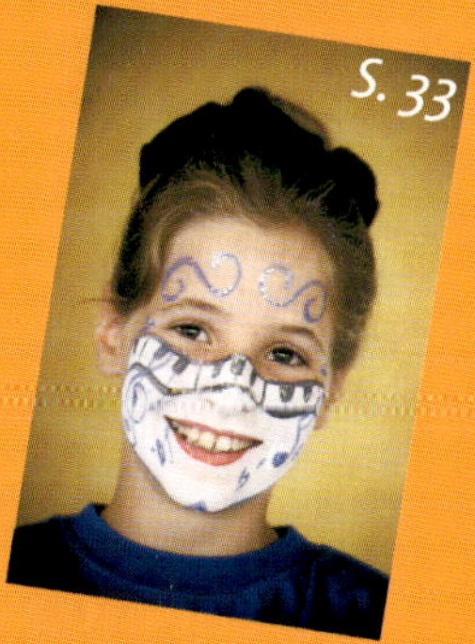
S. 33

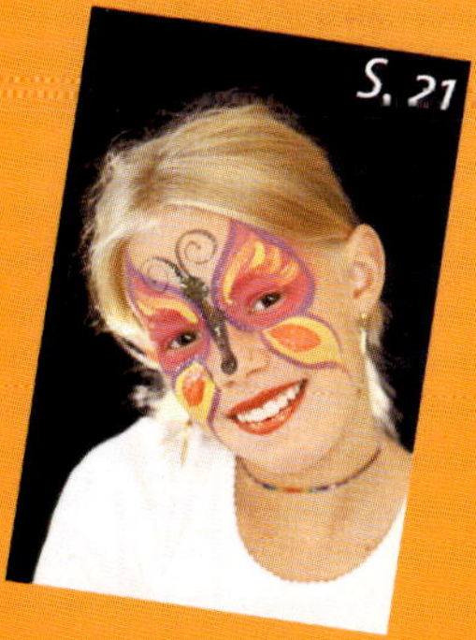
S. 21

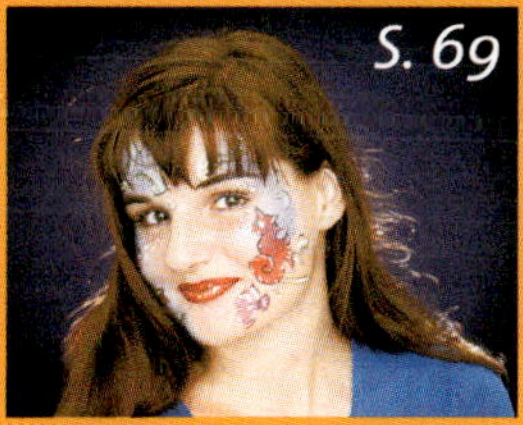
S. 69

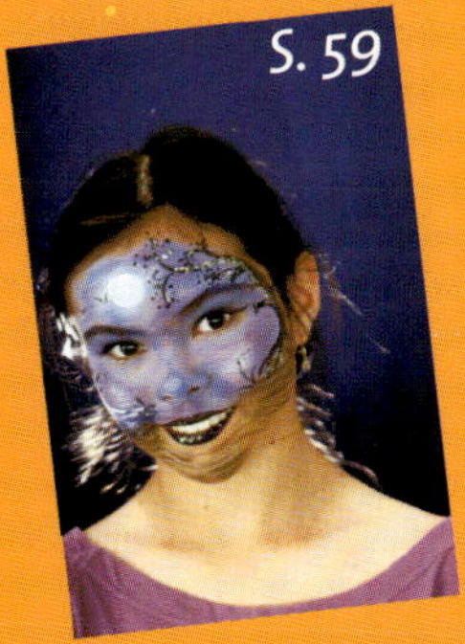
S. 59

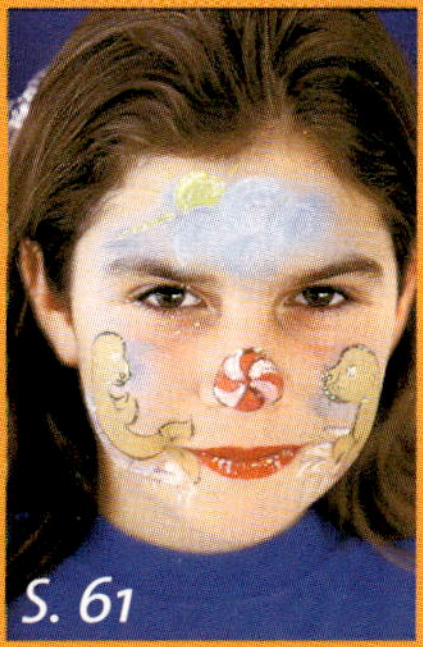
S. 61

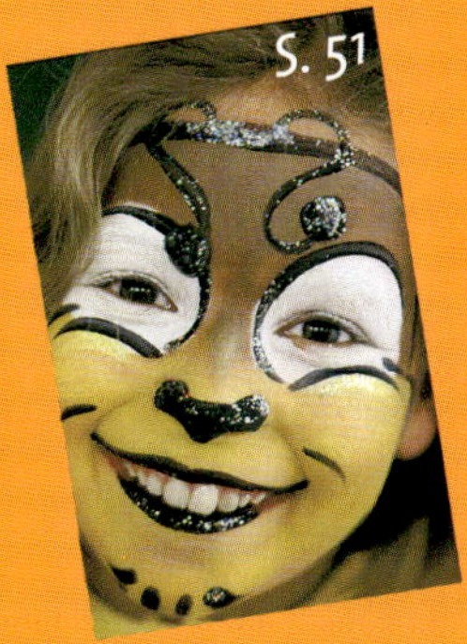
S. 51

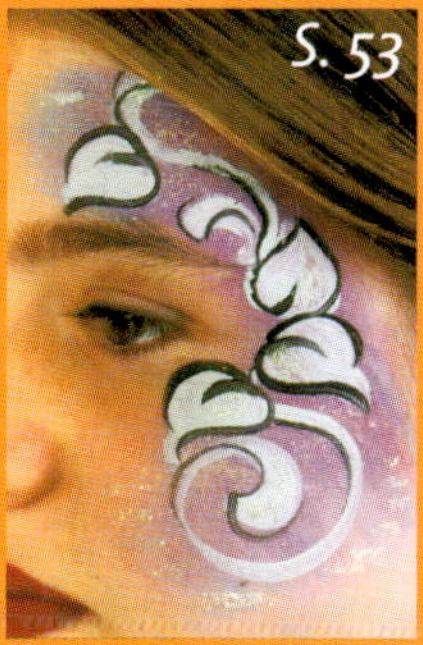
S. 53

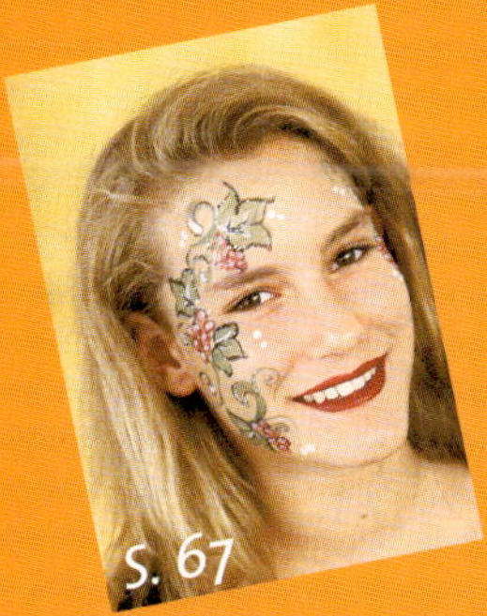
S. 67

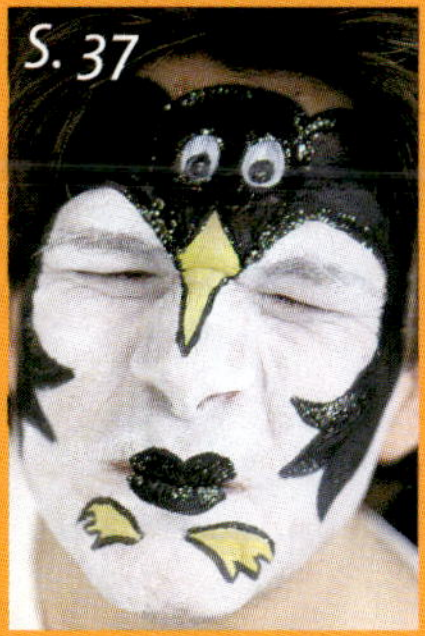
S. 37

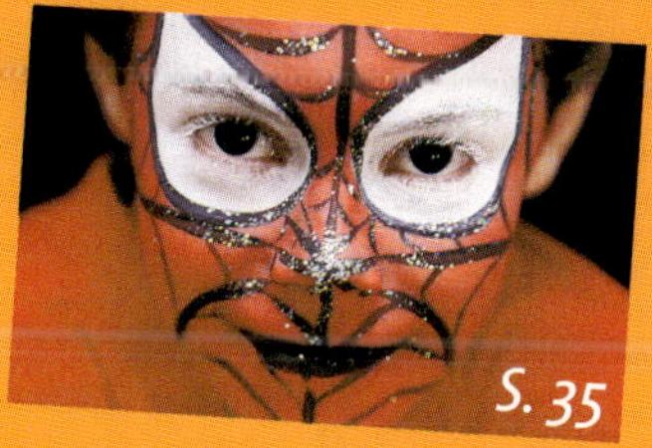
S. 35

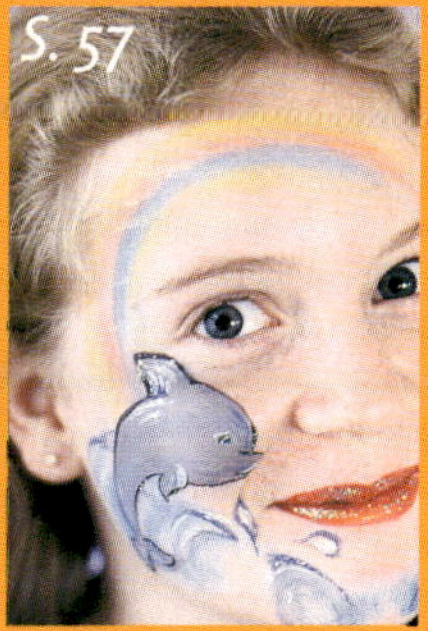
S. 57

Das Material

Bevor Sie so richtig loslegen können, brauchen Sie erst einmal die richtige Ausrüstung. Dafür gehen Sie am besten in den Fachhandel und fragen nach folgenden Artikeln:

Wasserschminke

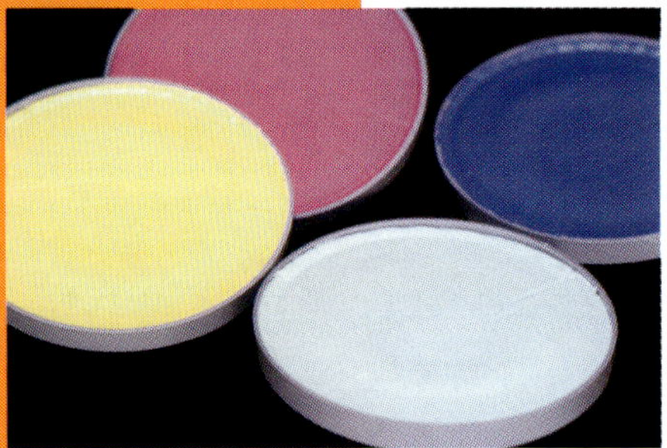

Alle in diesem Buch beschriebenen Masken sind mit GRIMAS Water Makeup geschminkt worden. Wie der Name schon sagt, ist es ein Makeup auf Wasserbasis - hochpigmentiert mit leuchtenden Farben. Sie können es großflächig mit Schwämmchen oder nach dem „Tuschkasten-Prinzip" mit Pinseln auftragen. Einmal getrocknet ist die Schminke berührungsfest und läßt sich trotzdem am Ende des Tages einfach mit warmem Wasser und ein wenig Seife wieder abwaschen. Ein weiterer Vorteil von Water Makeup ist, daß auch Allergiker (etwa bei Neurodermitis) in der Regel keine Probleme damit haben werden. Sie finden diese Schminke in Paletten mit unterschiedlicher Farbauswahl oder einzeln in verschiedenen Größen.

Cake Makeup

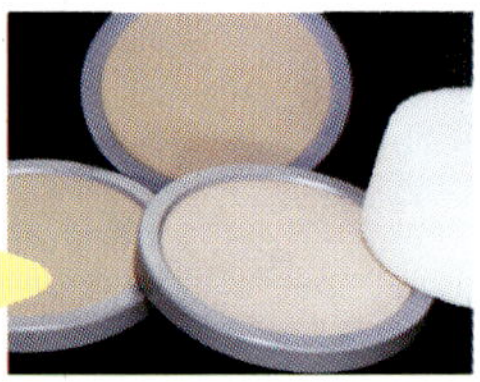

hat eine ähnliche Konsistenz wie Water Makeup, wirkt jedoch ein wenig pudriger auf der Haut und ist hervorragend für den sogenannten „Löschblatteffekt" geeignet: Tragen Sie das Cake Makeup in einer Hautfarbe unter die eigentliche Bemalung auf, verzögert es durch seine schweißaufsaugende Wirkung den Zeitpunkt des Verlaufens der Maske bei hohen Temperaturen oder starken körperlichen Anstrengungen.

Makeup-Schwämmchen

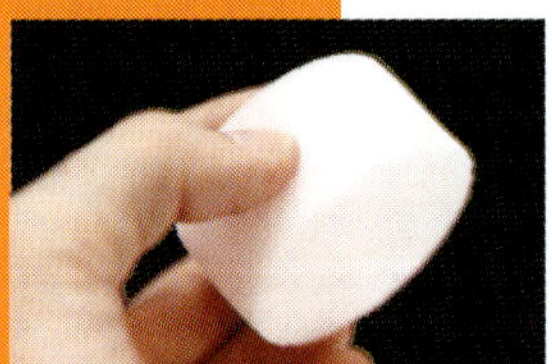

werden zum Grundieren benutzt. Sie sollten immer eine ausreichende Menge von Schwämmchen vorrätig haben, mindestens aber soviele, wie sie Farben zum Grundieren benutzen.
Achten Sie beim Kauf darauf, daß die Schwämmchen recht fest sind; weiche sind für unsere Zwecke nicht geeignet. Außerdem sollten sie in der Form der nebenstehenden Abbildung nahekommen.

Pinsel

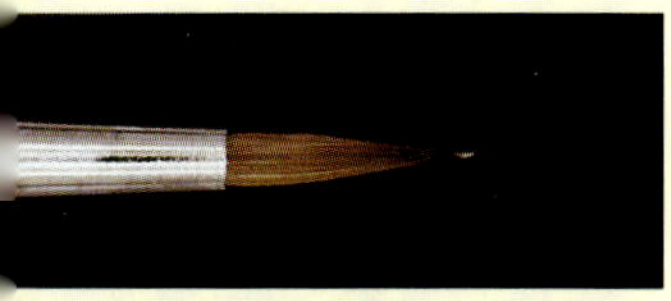

Rundpinsel

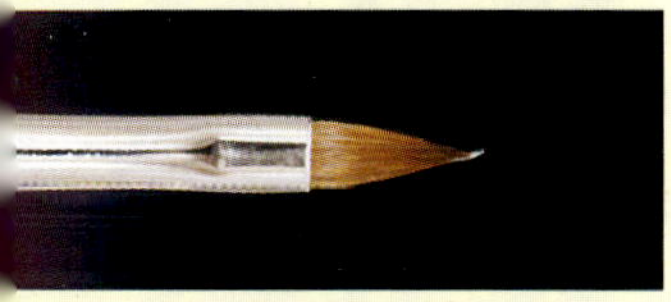

Lippenpinsel

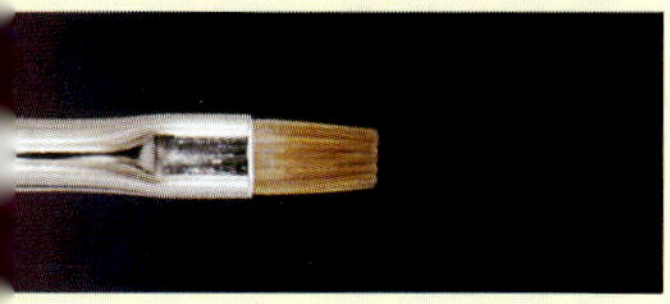

gerade geschnittener Pinsel

Ein Thema für sich.

Abgesehen von unterschiedlichen Haar-Qualitäten gibt es verschiedene Formen:

-rundgebundene Pinsel

-flachgebundene Pinsel, die sich ihrerseits aufteilen in:

Lippenpinsel (vorne spitz zulaufend)
Katzenzungenpinsel (vorne abgerundet)
und die klassische Form (gerade geschnitten)

Achten Sie beim Kauf außerdem darauf, daß die Haare elastisch genug sind und ihre Form behalten.
Wir verwenden fast ausschließlich 4er- und 6er-Rotmarder-Rundpinsel. Bei entsprechender Übung können Sie Umrandungen und das Ausmalen von Flächen mit einem Pinsel realisieren. Für ungeübtere Hände empfehlen wir zusätzlich die Verwendung von 2er-Pinseln. Wenn Sie damit mal ausrutschen, ist der Schaden nicht gleich so groß.

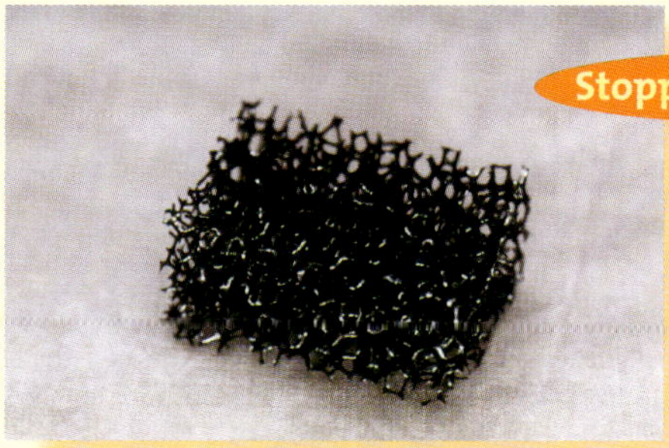

Stoppel-Schwämmchen

Mit ihnen können Sie Gangstern und Piraten einen Stoppelbart verpassen - einfach und schnell mit schwarzer Wasserschminke.

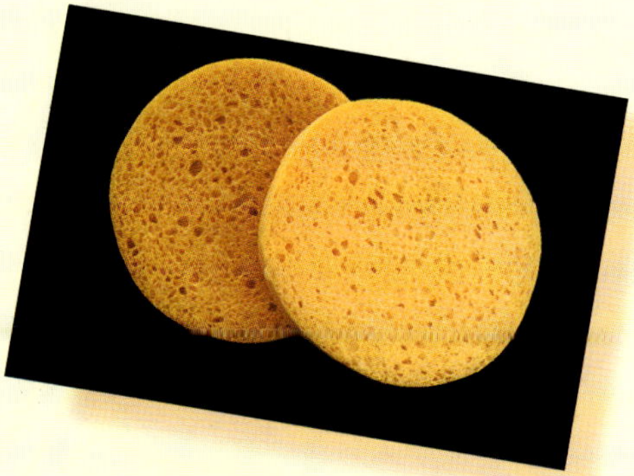

Kosmetikschwämme

Finden Sie in jeder Haushaltswarenabteilung, sie dienen zum Abstreifen der Pinsel.

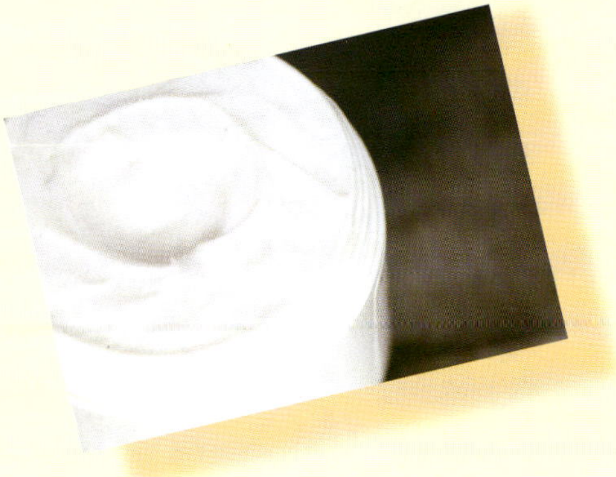

Feuchtigkeitscrème

Bei extrem trockenen Hauttypen kann es nach dem Abschminken zu kleinen Rückständen des Makeups kommen. Grün hinterläßt einen leichten Gelbstich, schwarz einen Graustich usw. In diesem Falle müssen Sie den Resten mit einer Emulsion (Abschminke, Reinigungsmilch) zu Leibe rücken. Um das zu vermeiden, können Sie eine leichte, nicht fettende Feuchtigkeitscrème unter dem Makeup auftragen, was das Abschminken erleichtert.

Erhöhter Hocker oder Barstuhl mit Lehne

Schminken Sie Kinder am besten auf Barhockern.
Sie vermeiden so Rückenschmerzen und ein
Hin- und Herrutschen der Kinder auf der Sitzfläche.

Wasserbehälter

Ausgezeichnet geeignet sind Blumenübertöpfe. Sie sind dekorativ, groß und preiswert.
Unter Umständen benutzen Sie welche aus Kunststoff - je nachdem, wie lebhaft es bei Ihnen zugeht.

Spiegel

Ein kleiner Kosmetikspiegel gibt den Kindern die Möglichkeit, ihr Gesicht zu betrachten.

Zahnbürste

Hilfsmittel zum Einfärben von Haaren.

Feuchttücher

Für kleine verschmierte Münder enorm hilfreich.

Glimmer

Das A und O der Gesichtsbemalung!
Das Funkeln verzaubert den Betrachter und kann Ihnen aus manch mißlicher Lage helfen, wenn's dann doch mal nicht so geklappt hat.
Sie müssen auf alle Fälle darauf achten, daß Sie Glimmer auf Polyesterbasis bekommen, da dieser ungefährlich für die Kinder ist, wenn er mal verschluckt wird oder in die Augen gerät.

Abstand nehmen sollten Sie von Aluminium- und Glas-Glimmer!

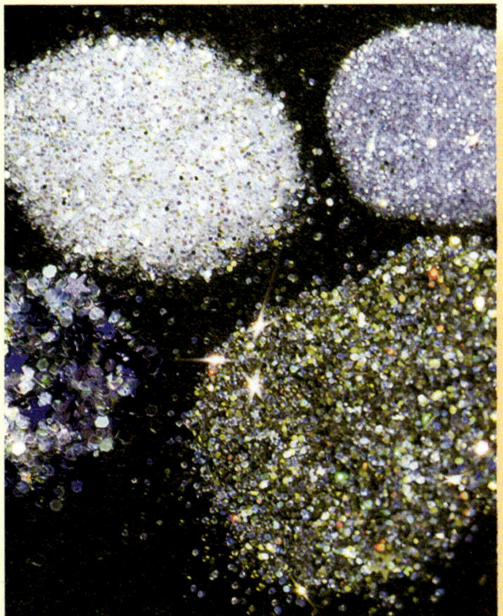

Während es früher fast ausschließlich goldenen und silbernen Glimmer gab, sind mittlerweile die unterschiedlichsten Töne in verschiedenen Pailletten-Größen auf dem Markt. Ganz besonders möchten wir Ihnen Hologramm-Glimmer ans Herz legen, da er in allen Farben des Regenbogens schillert und fast überall einsetzbar ist.

Polyesterglimmer ist in loser Form oder als Gel erhältlich. In der Regel erzielen die in loser Form vorliegenden Glimmer den glamouröseren Effekt.

Gehen Sie mit einem leicht angefeuchteten Pinsel in den Glimmer und tragen Sie die am Pinsel haftenden Partikel wie Farbe auf. Dabei wird die Schminke kurz angelöst und trocknet mit dem Glimmer an.

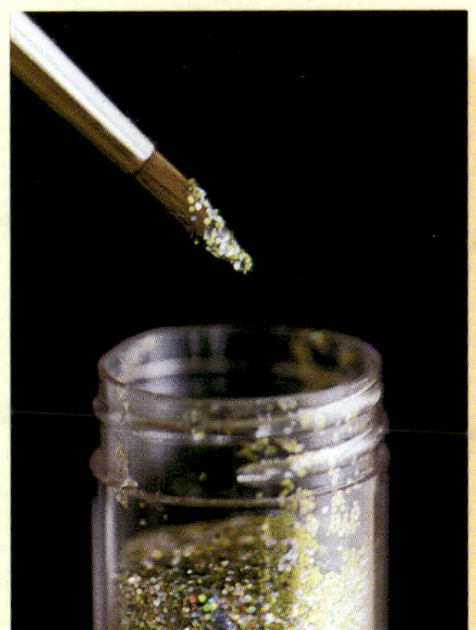

Wir starten ...

Wir haben alles beisammen und wollen loslegen. Bevor wir uns aber an die ersten Masken wagen, wollen wir mit Ihnen noch einige Übungen durchgehen, die Ihre Ergebnisse sofort verbessern werden. Wir beginnen mit der Schwämmchentechnik.

Was ist das und wozu brauche ich das?

Auf den folgenden Seiten werden Sie sehr viele Masken finden, die ein oder mehrere Farben als Grundierung haben. Diese Grundierungen sollen gleichmäßig sein und am Rand weich auslaufen.

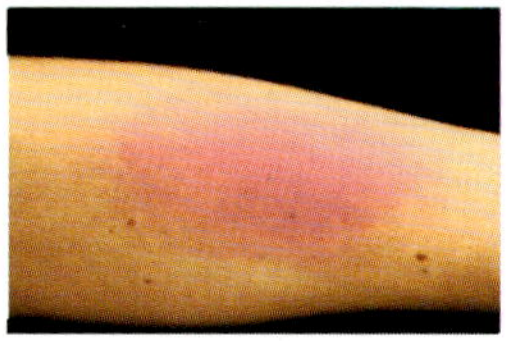

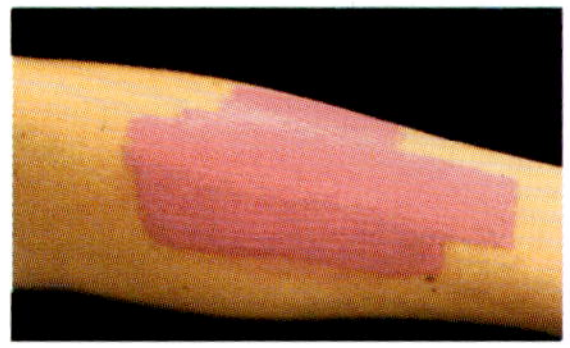

Wenn Sie mit zu nassen Schwämmchen arbeiten,

• *können Sie sehr genau die Schwammführung sehen: Die Grundierung wird streifig.*

• *saugt sich das Schwämmchen voll, und Sie verschwenden Farbe. Wenn diese zu tief in den Schwamm eindringt, ist sie nicht mehr auf's Gesicht zu bekommen.*

• *müssen Sie ewig warten, bis Sie auf der Grundierung arbeiten können, da die nächste Farbe nicht deckt.*

So muß ein eingefärbtes Schwämmchen aussehen, dann ...

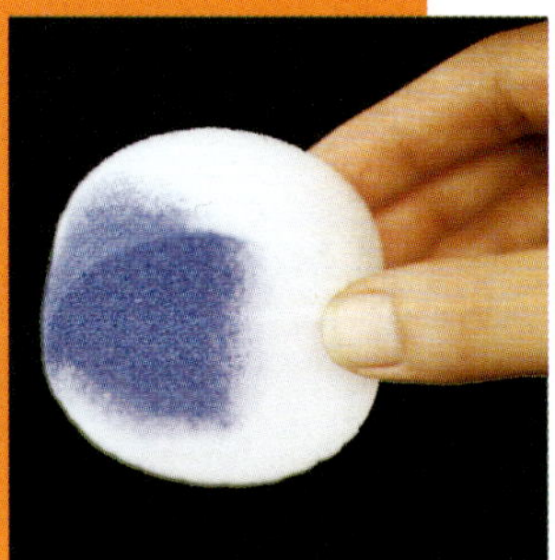

Um diesem Problem beizukommen, dürfen Sie nur den äußersten Rand des Schwämmchens befeuchten. Überschüssige Flüssigkeit wird ausgeschlagen, nicht ausgedrückt. Anschließend gehen Sie mit dem Schwämmchen solange über die Oberfläche der Wasserschminke, bis die Oberfläche nicht mehr glänzt (also keine Feuchtigkeit mehr vorhanden ist). Die jetzt im Schwämmchen befindliche Farbe reicht aus, um kleine Flächen zu grundieren, wie wir es z.B. für Eye-Designs (kleine Verzierungen im Augenbereich) benötigen.

Logischerweise können Sie dieses Schwämmchen nur für die gerade verwendete Farbe benutzen, da Sie es ansonsten auswaschen müßten, womit es zu feucht wäre.

Wenn Sie ein zweites Mal mit der gleichen Farbe grundieren möchten, müssen Sie noch vorsichtiger sein als beim ersten Mal. Das Makeup setzt nämlich die Oberflächenspannung des Wassers herab, somit saugt sich das Schwämmchen schneller mit Wasser voll. Ist ein Schwämmchen erst einmal naß, können Sie es als Handwerkszeug für die nächsten Stunden vergessen. Sie müssen es erst wieder auswaschen und gut durchtrocknen lassen.

Wie schon erwähnt werden Sie mit Farben, die ein Quentchen weiß enthalten, weniger Probleme haben, das Makeup gleichmäßig aufzutragen - so wird dunkelblau beispielsweise problematischer sein als pink.
Da sich aber dunkle Farben meist nicht zum Grundieren empfehlen, werden Sie mit dem Problem in der Praxis nicht häufig konfrontiert.

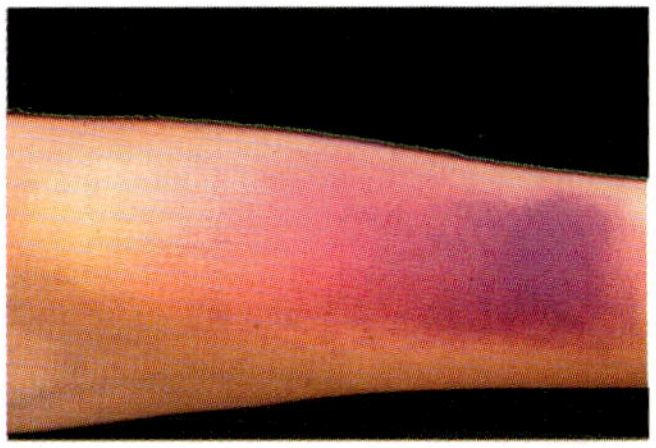

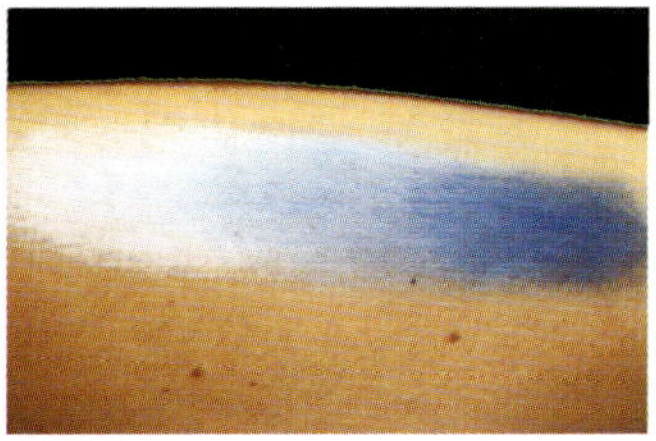

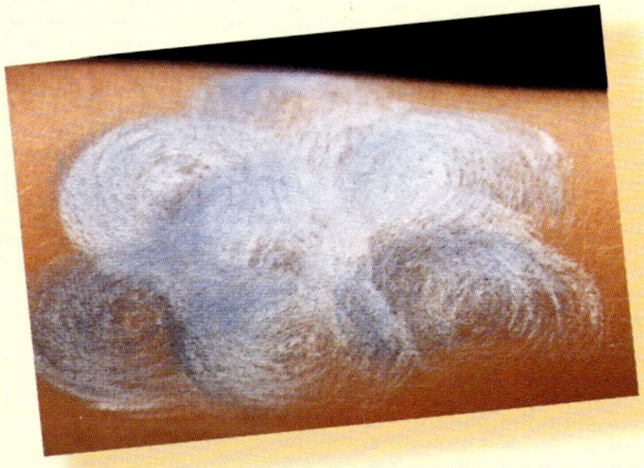

Wölkchentechnik

Hier wurde das Schwämmchen beim Aufsetzen leicht gedreht ...

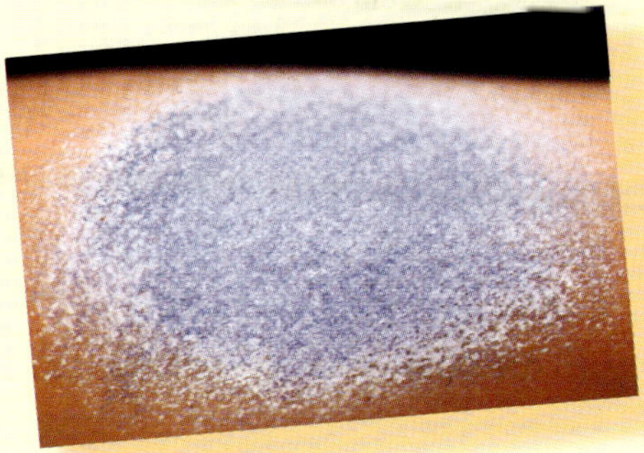

Tupftechnik

... und hier nacheinander mit einem weißen und einem blauen Schwämmchen vorsichtig getupft.

Variieren Sie diese Technik, indem Sie drei oder vier verschiedenfarbige Schwämmchen benutzen.

Versuchen Sie als kleine Übung, sanfte Übergänge zwischen verschiedenen Farben auf Ihren Arm zu schminken, z.B. gelb-pink-lila oder weiß-hellblau-dunkelblau. Es empfiehlt sich, mit der helleren Farbe in die dunklere hin einzuarbeiten.

1. Übung

Und noch mehr üben...
Pinseltechnik

Striche - wozu soll man Striche üben? Nun, stellen Sie sich mal einen Tiger vor, der mit solchen Schnurrhaaren ausgestattet ist:

Katastrophe!

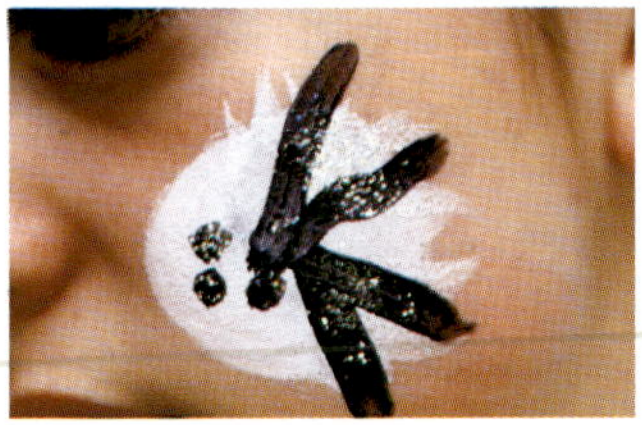

Wohingegen dieses Beispiel doch etwas dynamischer aussieht:

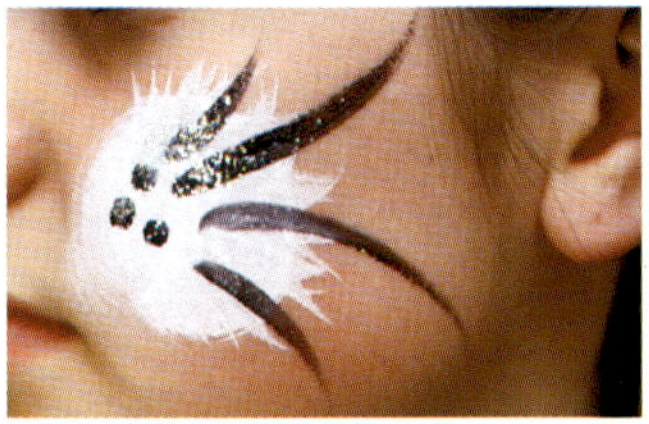

Woran liegt's?
Am Handgelenk!
Wenn Sie den Pinsel auslaufen lassen, erhalten Sie eine schöne Spitze im Abschluß.
Die Linienführung erfolgt hierbei aus dem lockeren Handgelenk, nicht aus dem gesamten Arm heraus.
Nehmen Sie Ihren Arm und pinseln Sie ihn mit Strichen zu.
Kleine, größere, dünne, dickere ... alle in verschiedenen Farben.

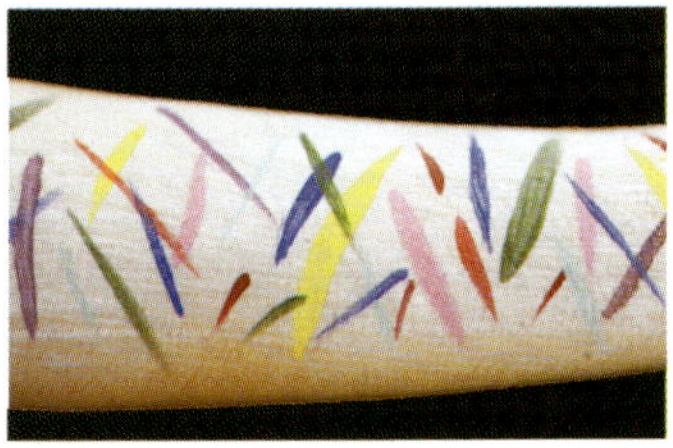

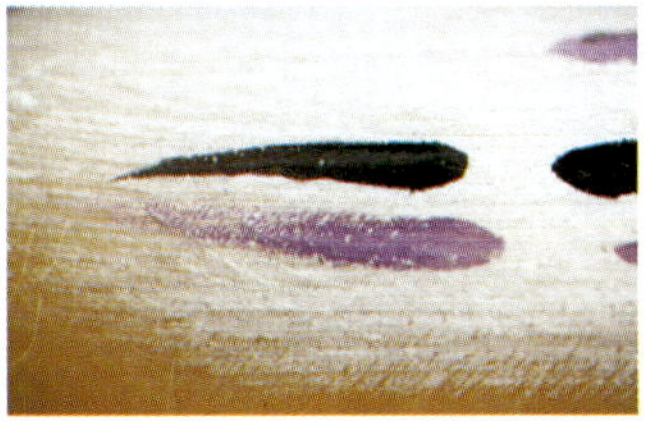

Dabei werden Sie merken, daß alle Farben mit einem kleinen Weiß-Anteil etwas crèmiger sind und Sie mehr Wasser benötigen, um die Striche mit einer schönen Spitze zu versehen. Wenn Sie zuwenig Wasser nehmen, „verenden" sie in der Spitze.

2. Übung

Nun strapazieren wir das Handgelenk ein ganz kleines bißchen mehr. Wir machen ein paar ungewohnte Bewegungen, indem wir diesen Stern (den wir häufig brauchen werden) malen.

Beachten Sie dabei, daß Sie immer von der Mitte nach außen arbeiten, nur dann erhalten Sie die schönen Spitzen.

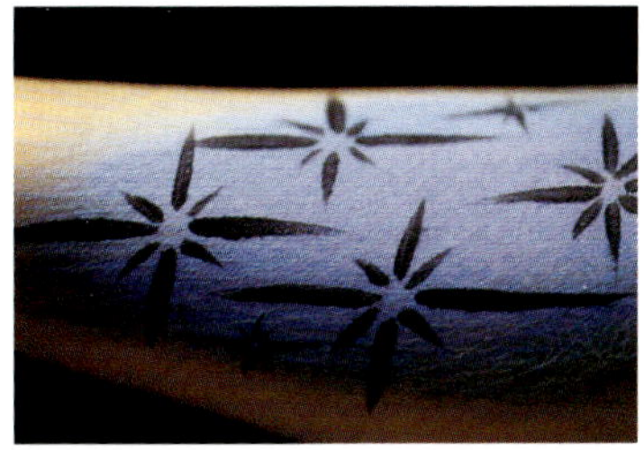

3. Übung

Noch ein Stern. Viele werden ihn noch aus der Kindheit kennen, doch für viele wird er auch neu sein.

Dieses Beispiel ist ohne Umrandung. Wenn Sie den Körper schmaler malen, können Sie auch noch eine Umrandung hinzusetzen.

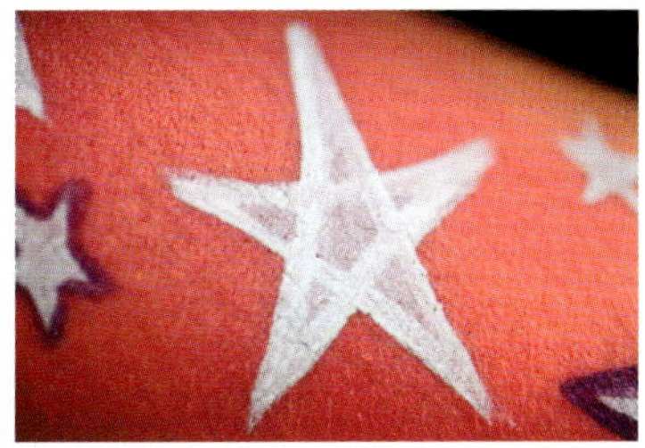

Doch wie wird der Stern überhaupt gemalt?
Sie stellen sich ein breitbeinig stehendes Männchen vor. Es hat Kopf, zwei Hände und zwei Füße - alle in der Form von Punkten:

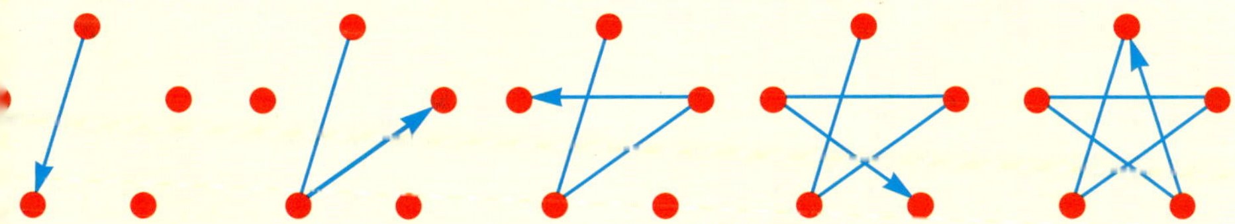

Sie verbinden den Kopf mit dem linken Fuß, gehen von dort zur rechten Hand, weiter zur linken Hand, zum rechten Fuß und zurück zum Kopf. Fertig. Die schönsten Ergebnisse erzielen Sie, wenn Sie die Pinselführung nicht durch Absetzen unterbrechen.

Wenn Sie die Verbindungen zwischen den Bogen mit einem kleinen Innenbogen versehen, verringert sich das Sternvolumen und es bleibt Platz zum Umranden.

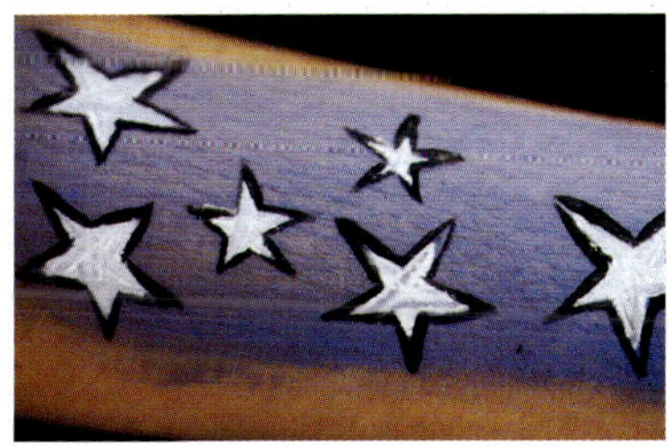

4. Übung

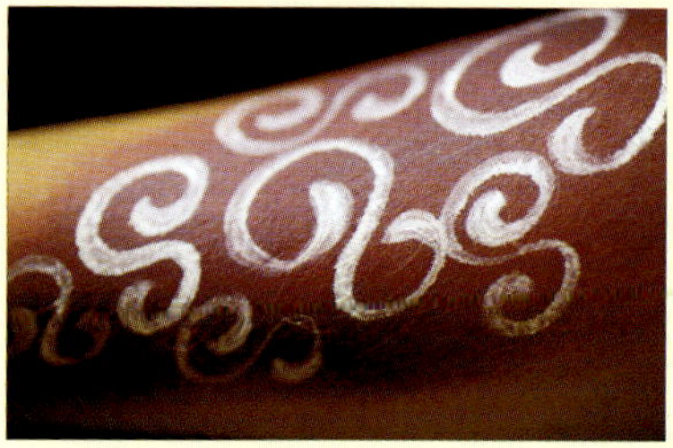

Wir „schnörkeln" S-Bögen.
Und wieder wird der Arm vollgepinselt, bis kein Platz mehr ist.

Diese Bögen sind wichtig für Blätterranken und jegliche Art von Verzierung um die Augen (Eye-Designs).
Üben Sie solange, bis die Bögen schön bauchig wie in nebenstehendem Beispiel sind.

5. Übung

Wir erweitern jetzt diese Schnörkel ein wenig und versuchen sie plastischer zu gestalten

Wie Sie in dem Beispiel sehen können, wurden die Enden tropfenförmig gestaltet. Anschließend wurden sie umrandet.

6. Übung

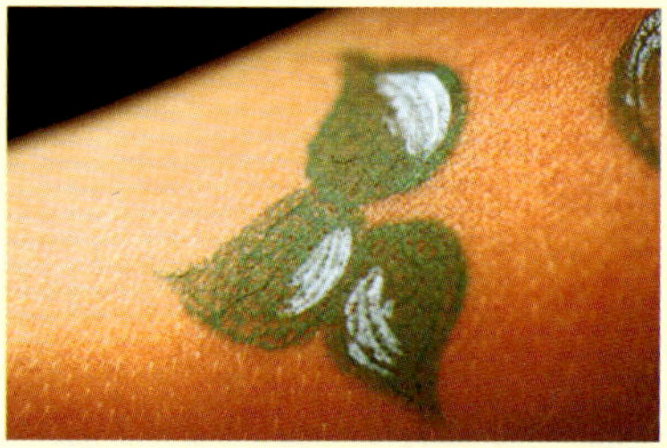

Zu guter Letzt üben wir noch die rechts abgebildeten Blätter.
Die geschwungenen Bögen verleihen ihnen eine Dreidimensionalität.

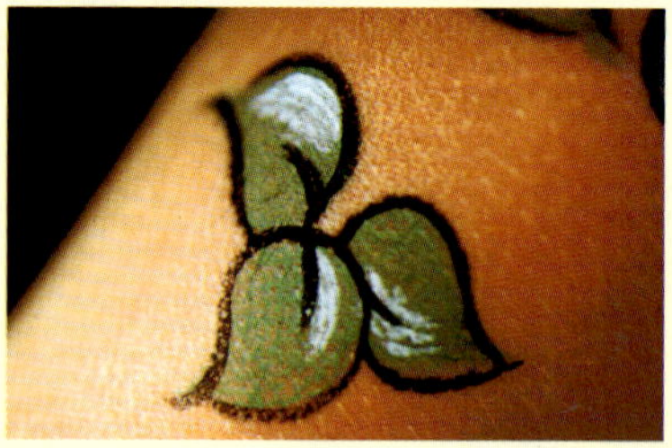

Was Sie nun mit den eben gewonnenen Fertigkeiten anfangen können, sehen Sie auf den nächsten Seiten.

Eye-Designs

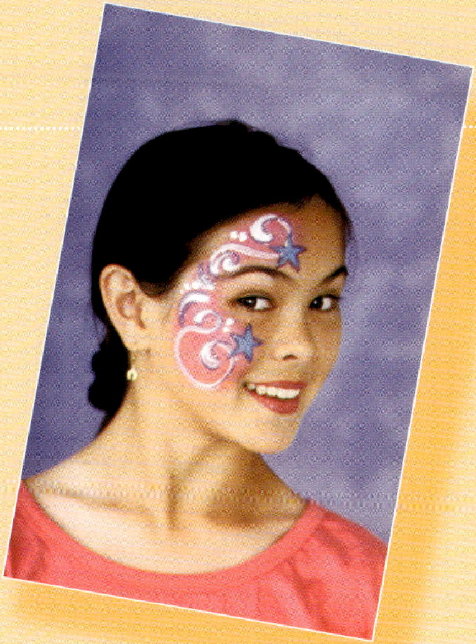

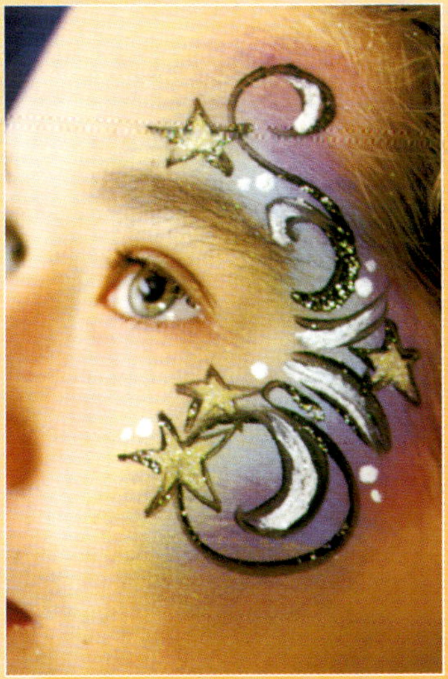

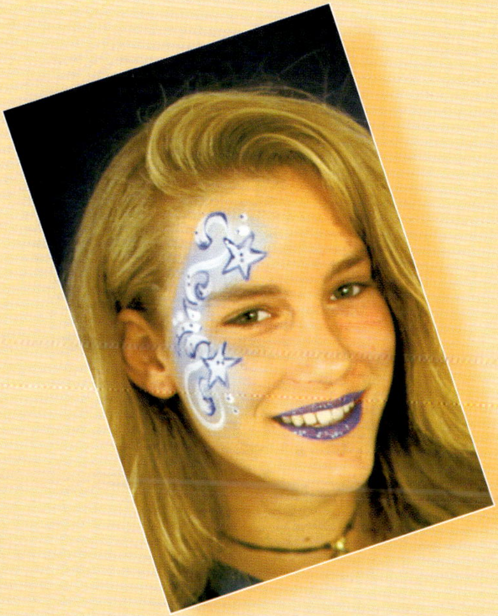

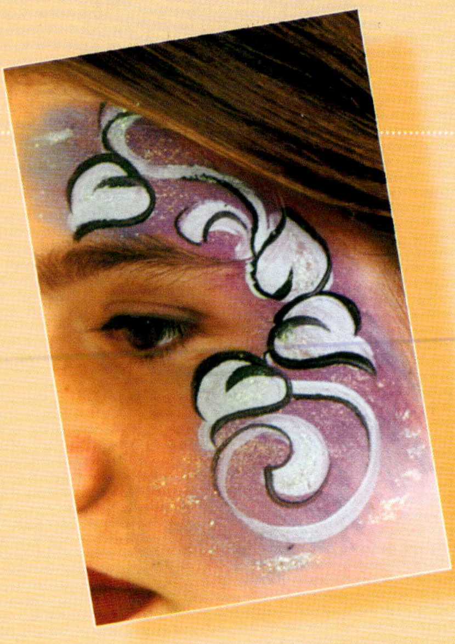

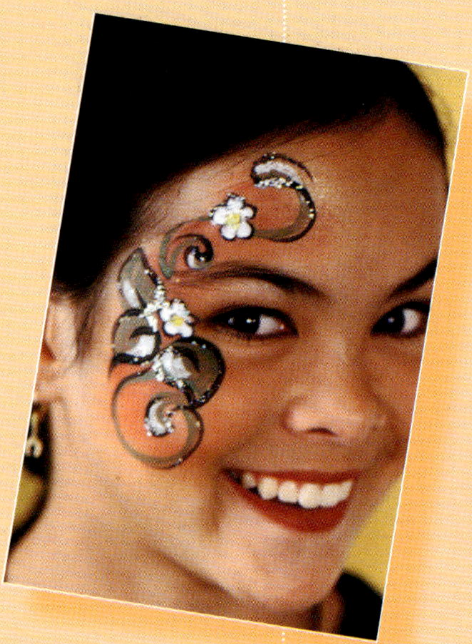

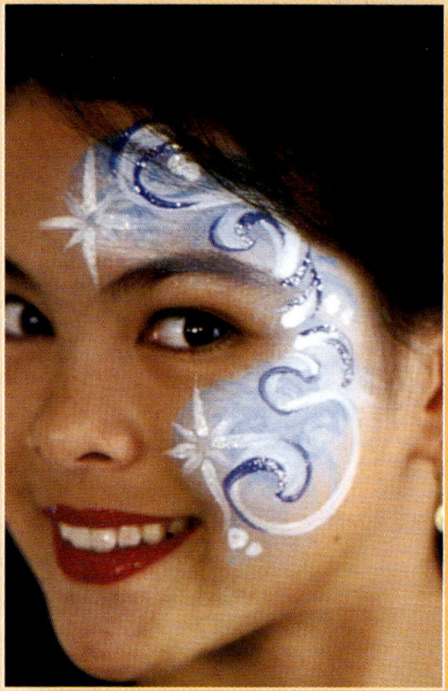

Erläuterungen

Auf den folgenden Seiten werden Ihnen die folgenden Symbole begegnen:

Kreise *stehen für Schwämme. Wenn Sie sich an Farbe und Reihenfolge halten, werden Sie die Masken einfach nachschminken können.*

Pinsel *Diese Farben werden mit dem Pinsel aufgetragen.*

Sterne *geben die Verwendung von Glimmer an.*

Häkchen

An der Anzahl können Sie den Schwierigkeitsgrad erkennen (ein Häkchen = einfach, drei Häkchen = schwierig).

Als kleines Gimmick finden Sie jeweils auf der linken Seite eine „Neutral-Maske", die Sie farbfotokopieren und auf ein Schild kleben können, sodaß die Kinder etwas zum Aussuchen haben.
Auf Seite 74 finden Sie außerdem noch eine Blanko-Vorlage, um eigene Masken zu entwerfen.

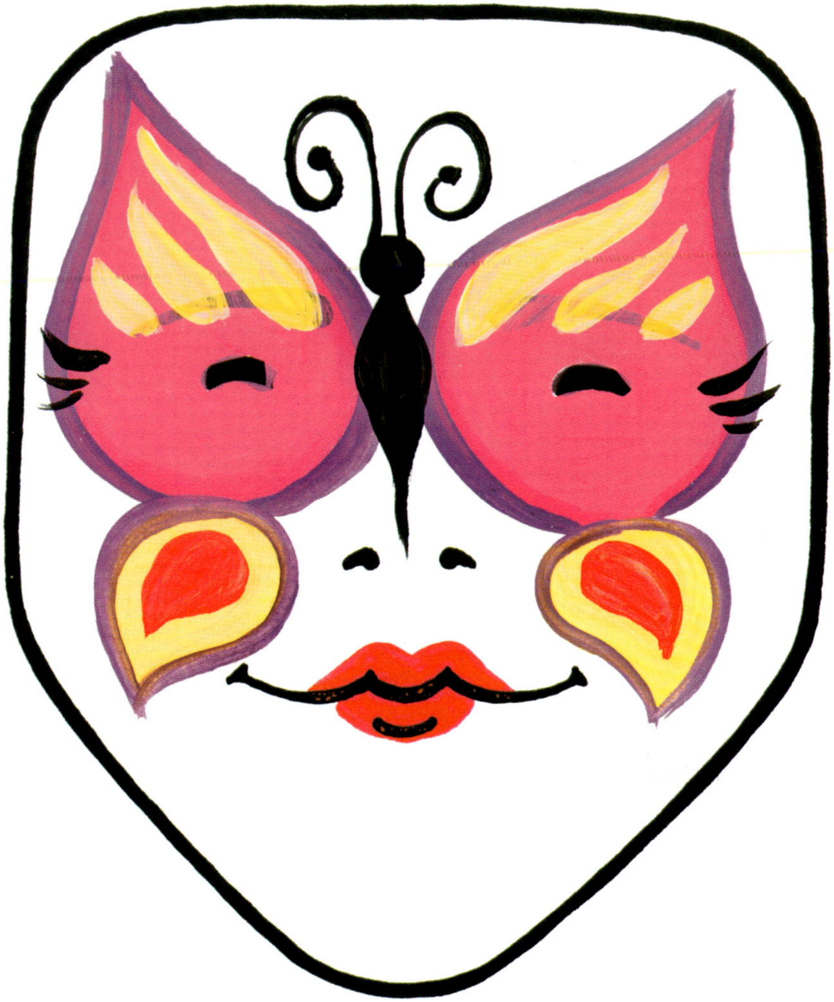

„Madame Butterfly"

„Madame Butterfly"

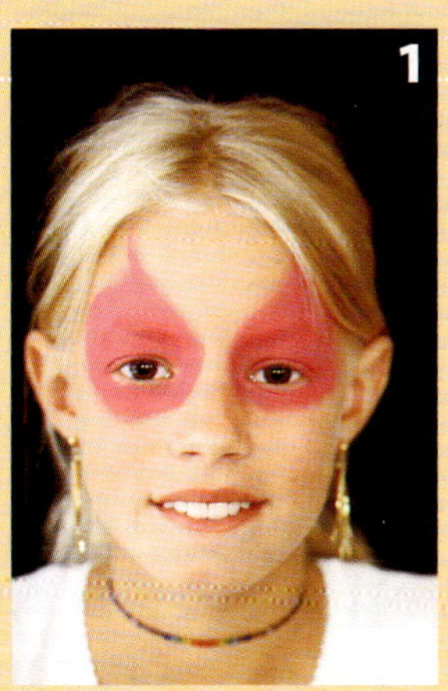

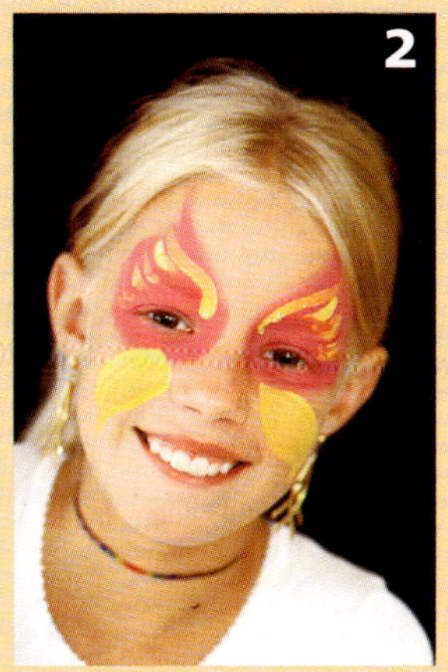

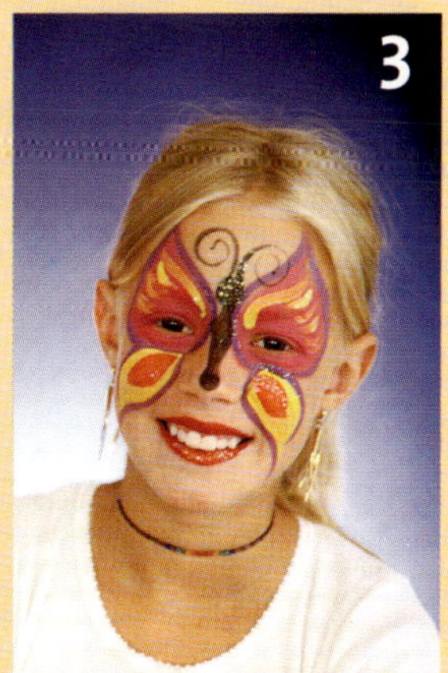

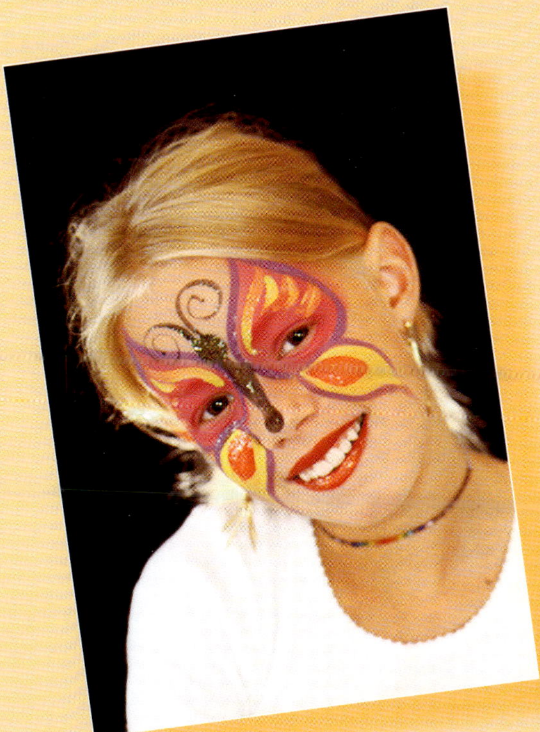

✓

1

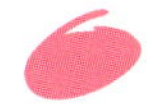

2

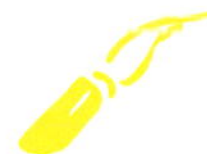

3

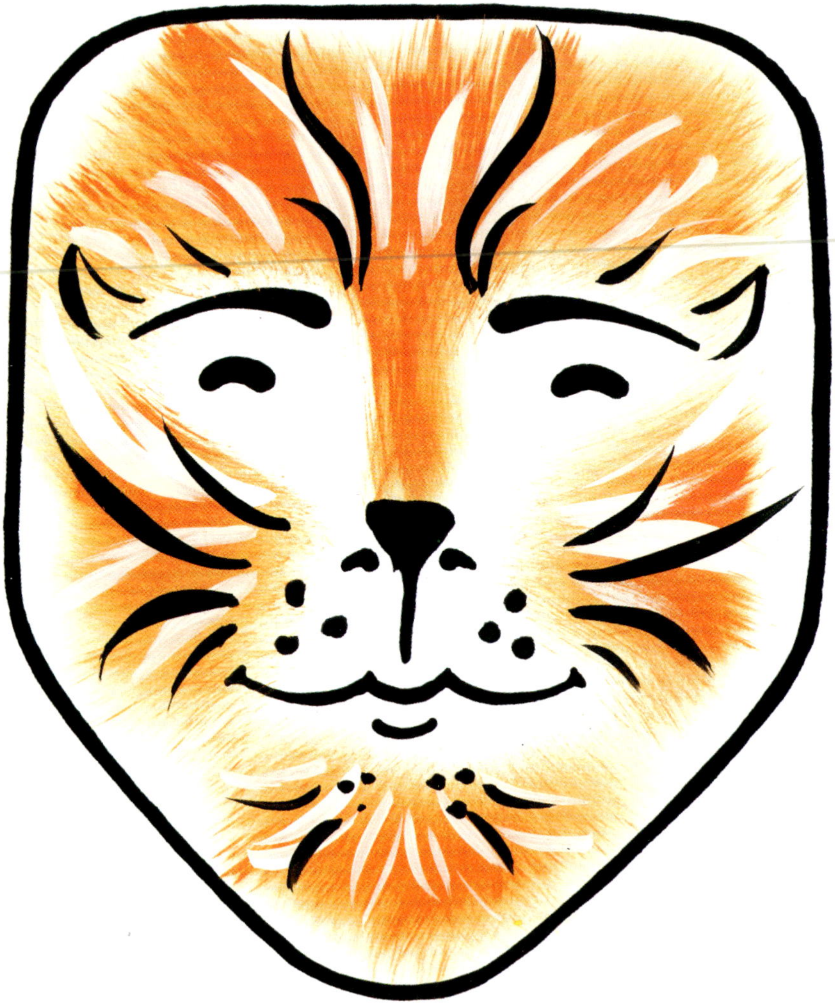

„Tiger“

„Tiger"

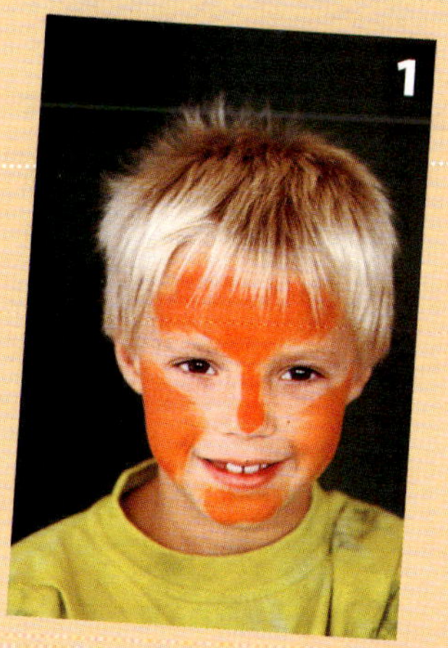

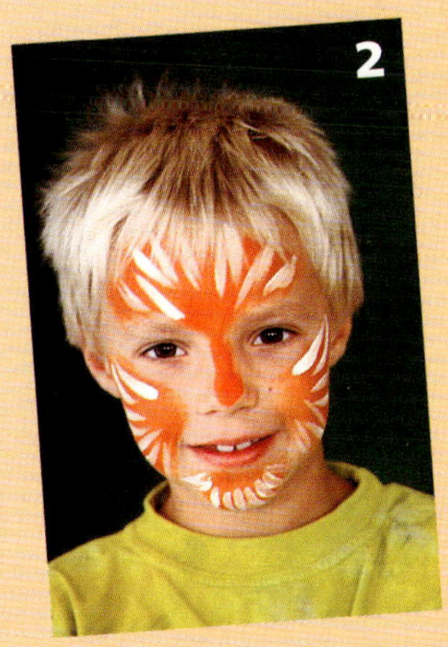

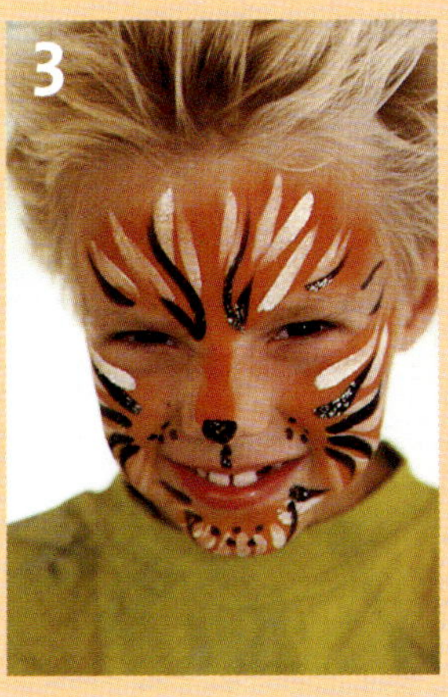

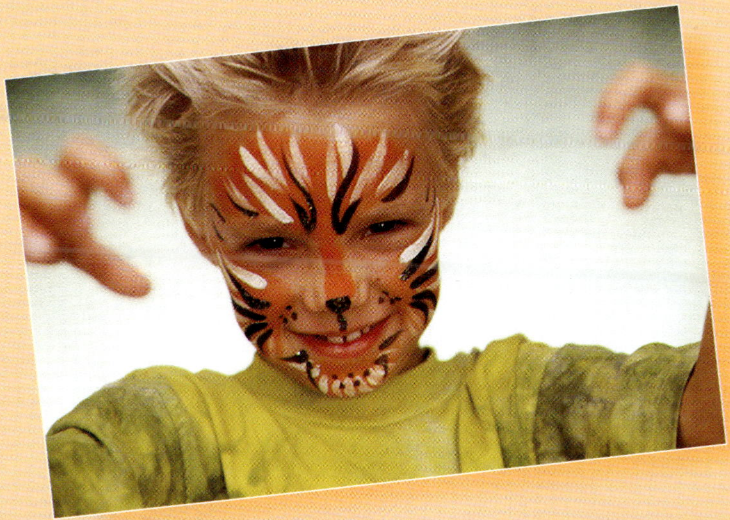

✓

1

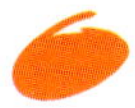

2

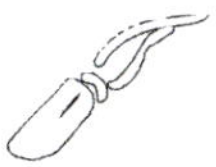

3

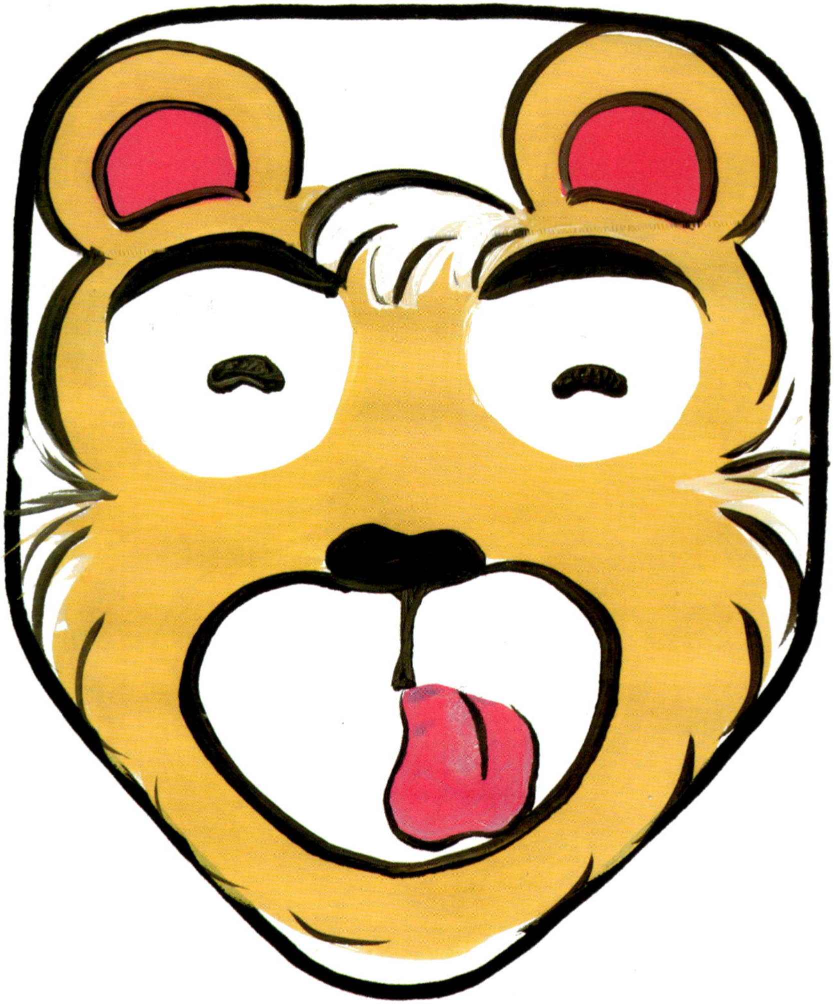

„Bärchen“

„Bärchen"

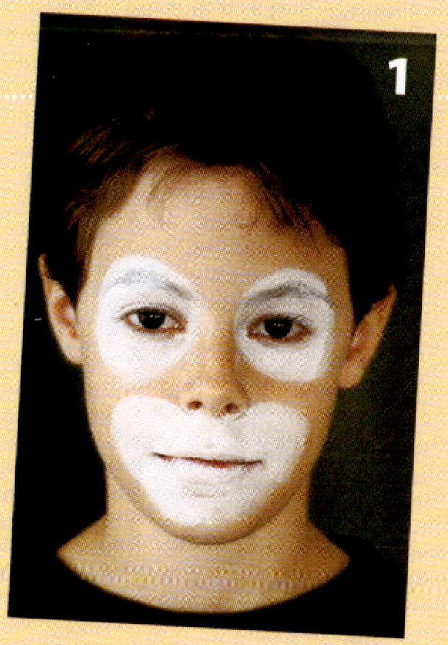

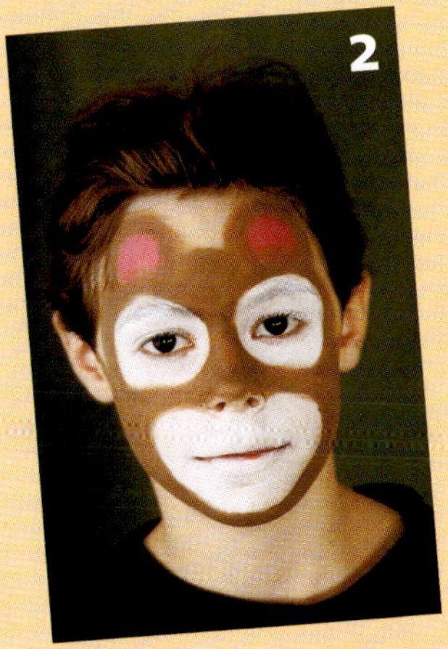

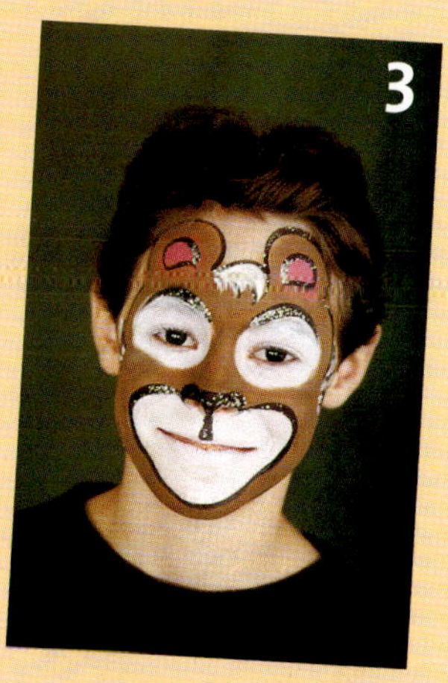

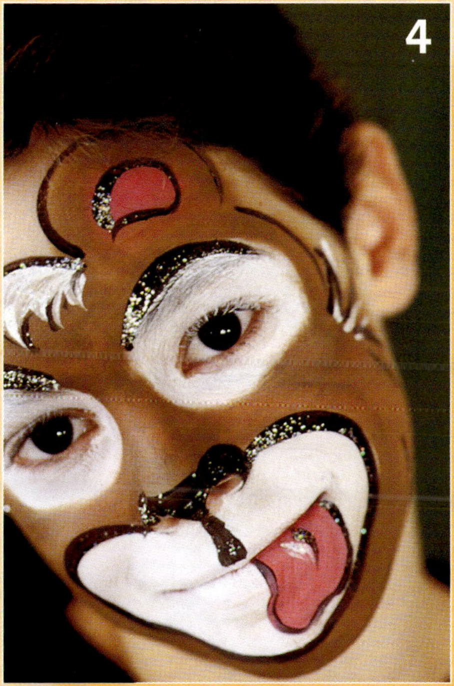

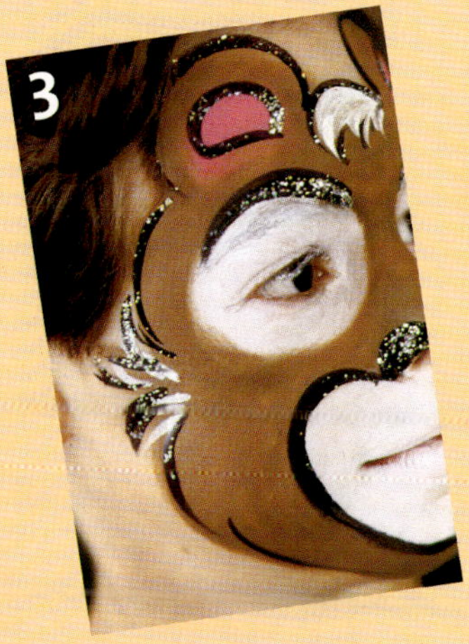

✓✓

1

2

3

4

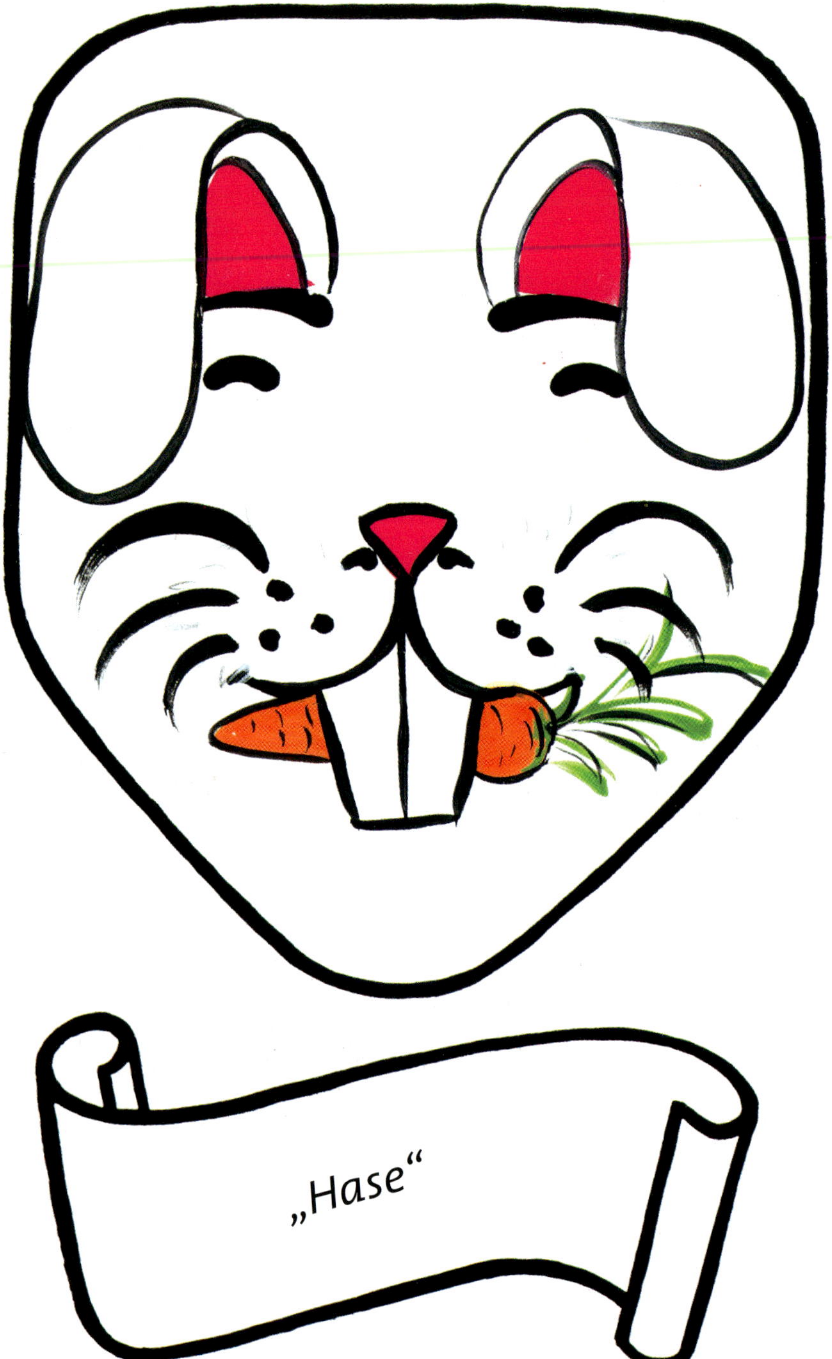
„Hase“

„Hase”

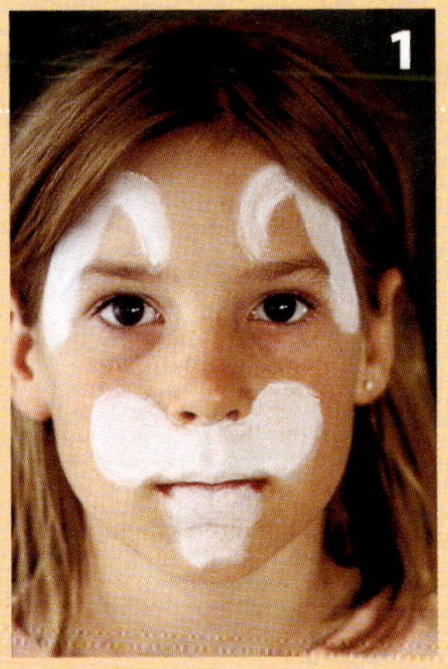

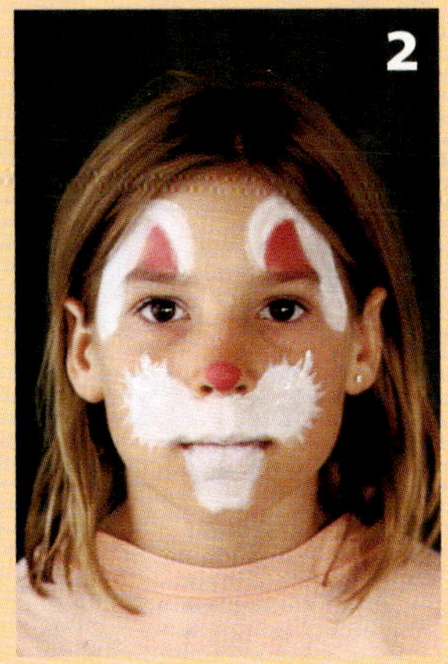

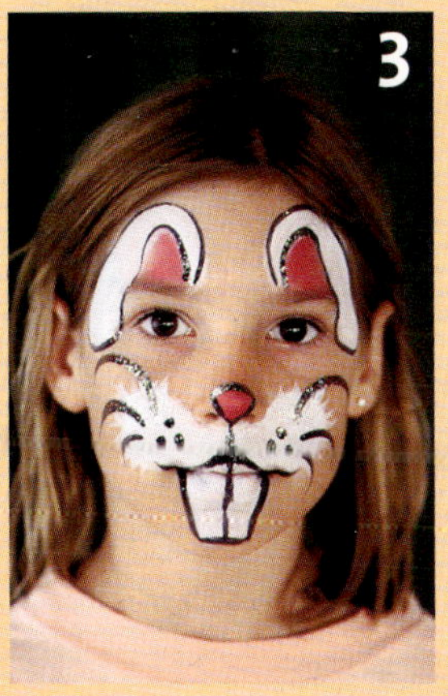

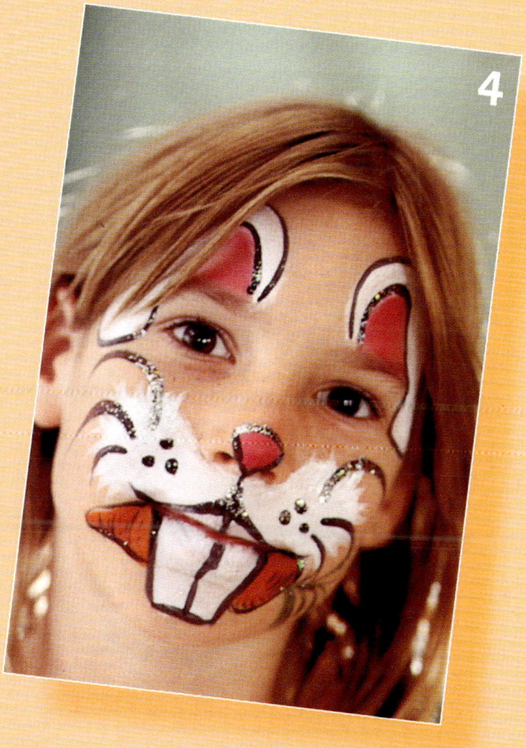

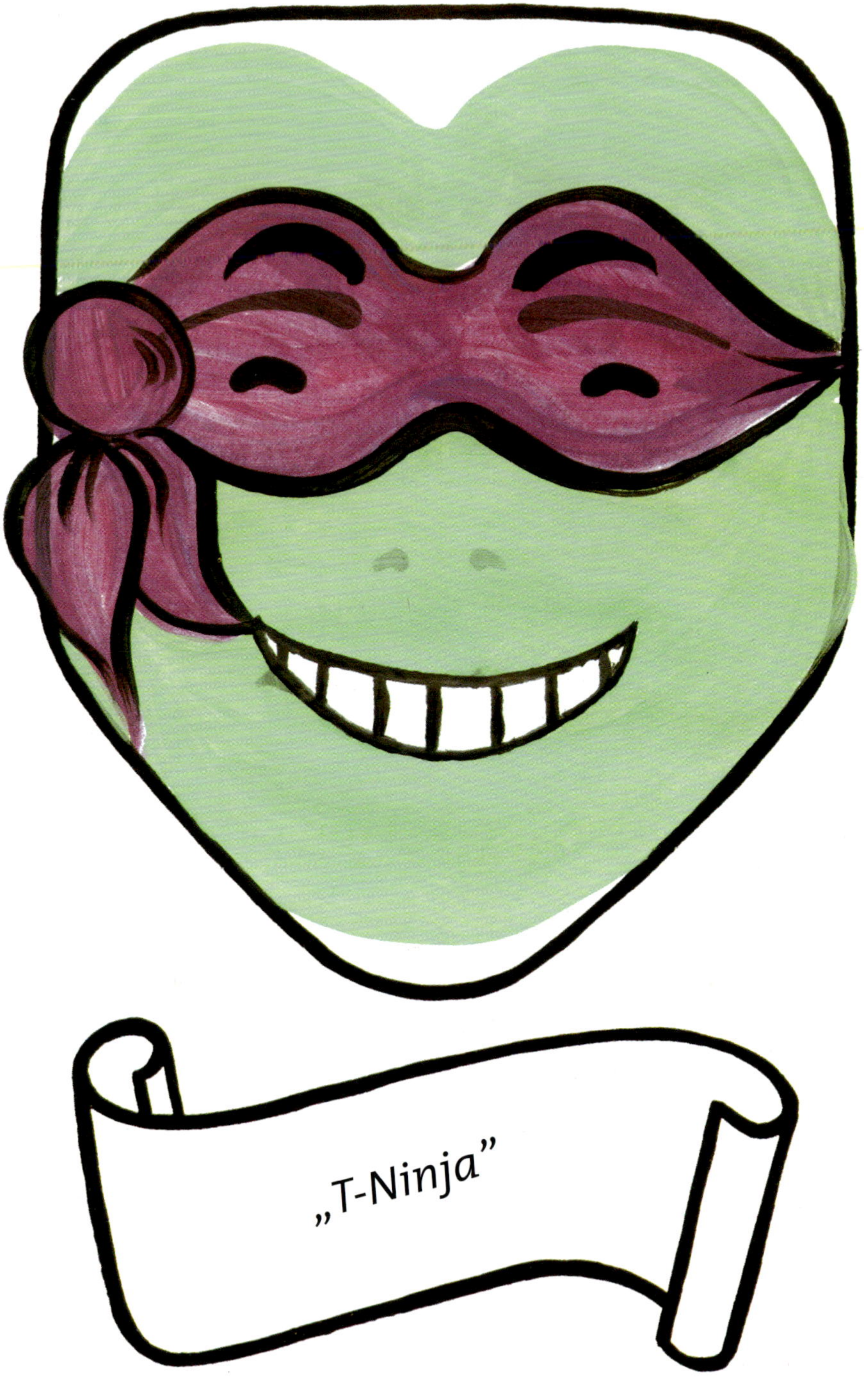
„T-Ninja"

„T-Ninja"

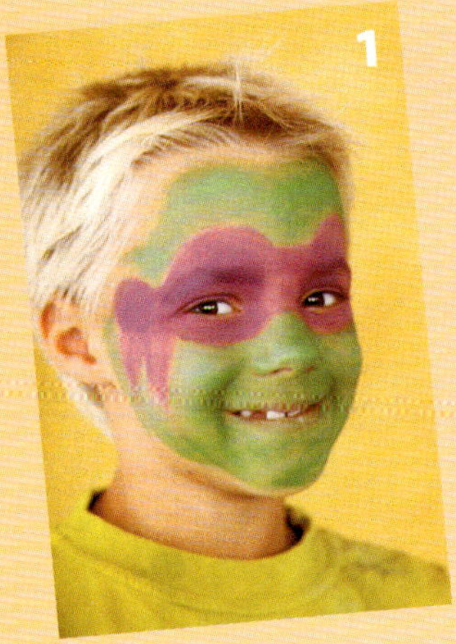

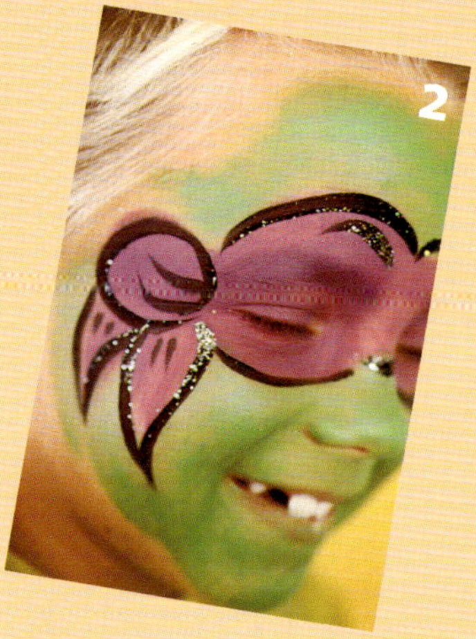

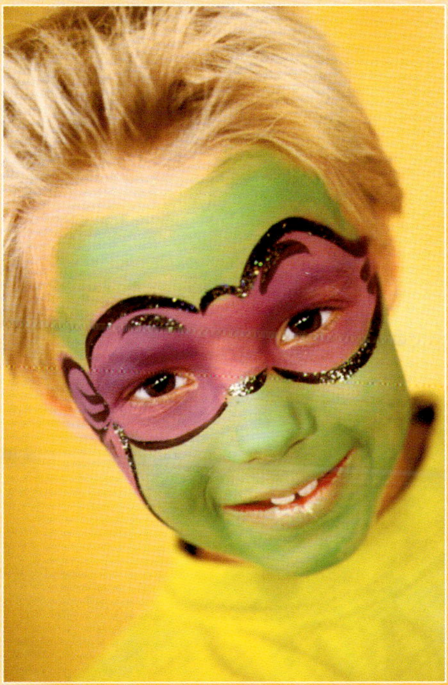

1

2

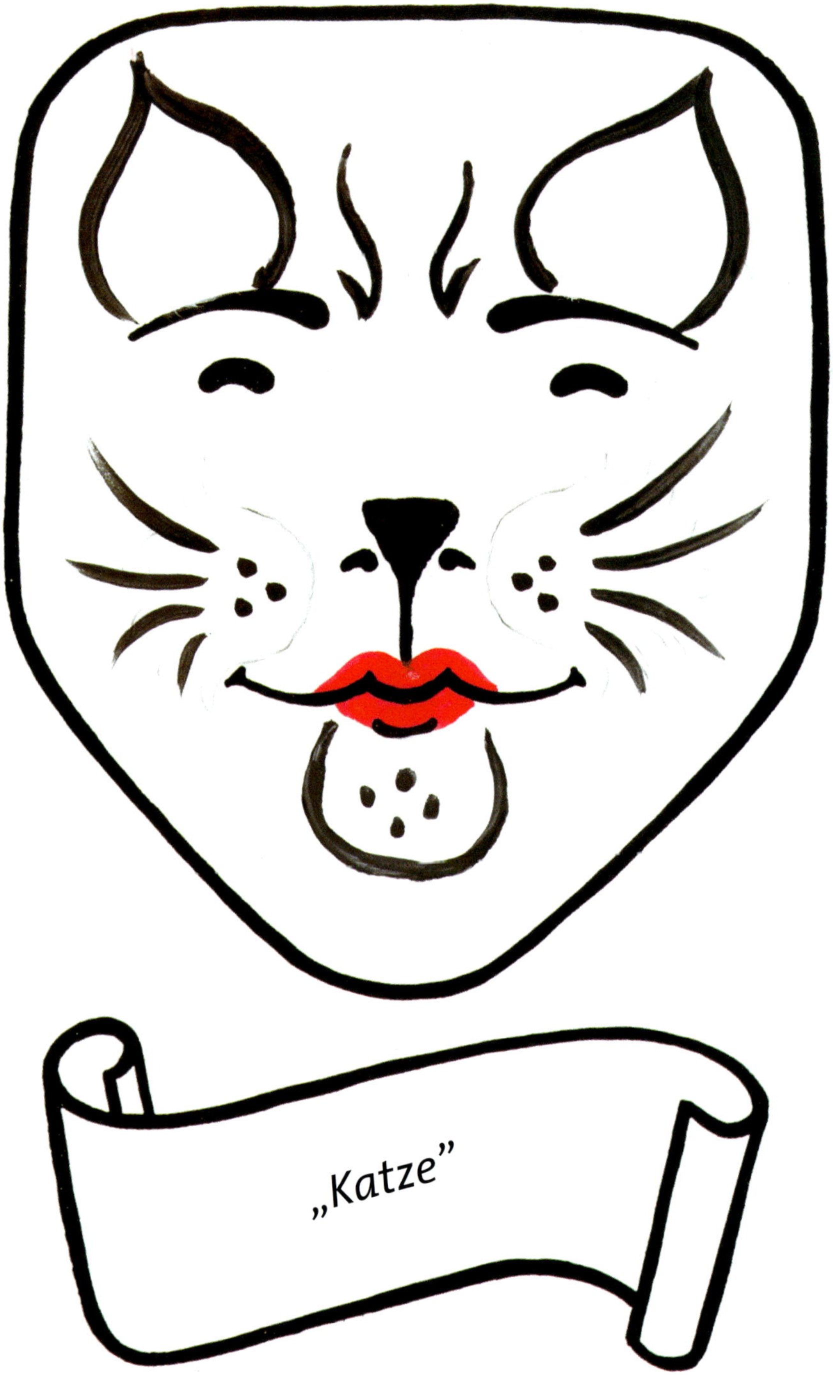
„Katze“

„Katze"

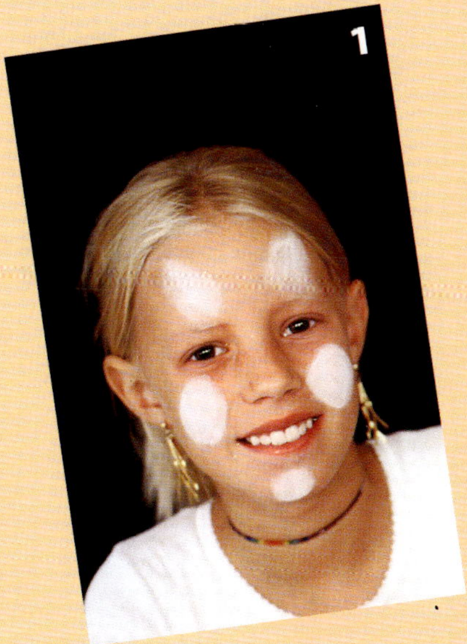

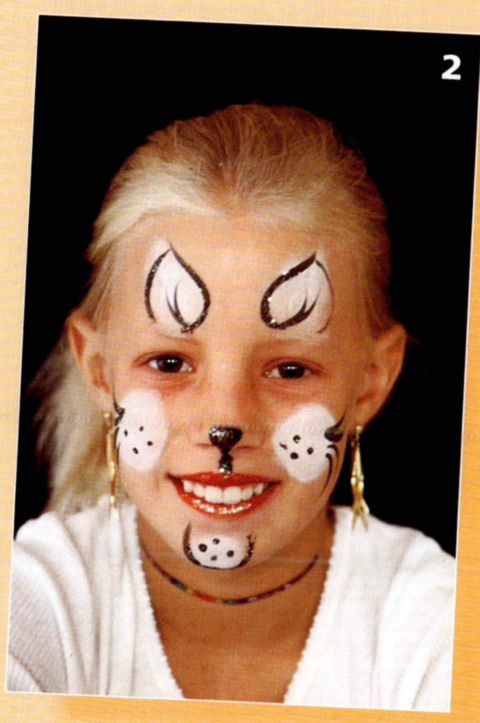

1

2

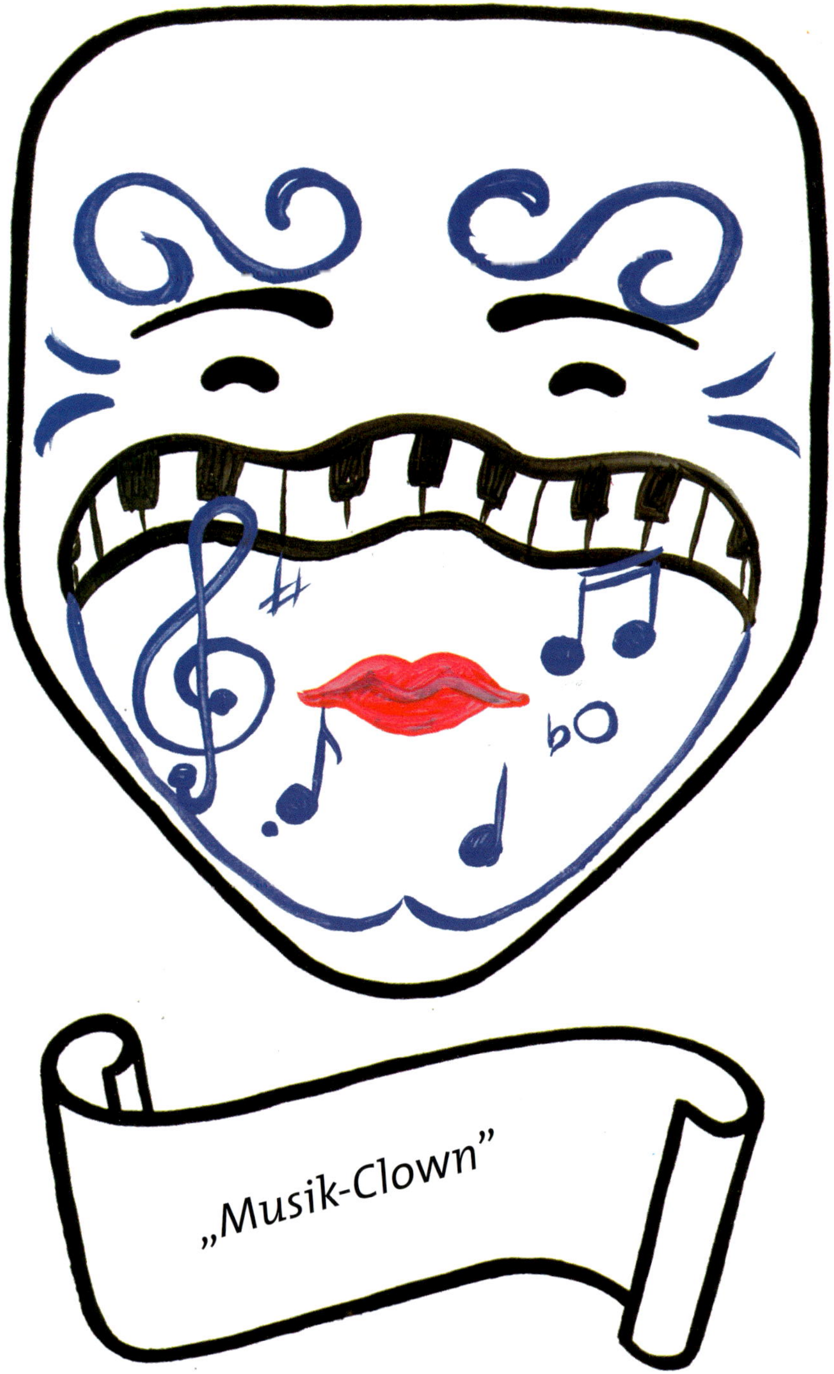
„Musik-Clown“

„Musik-Clown"

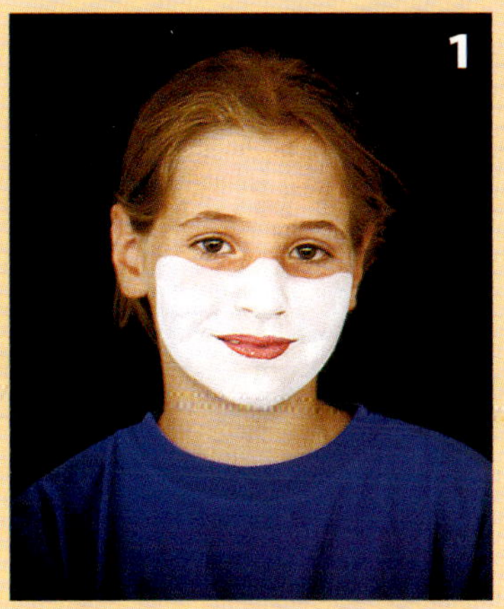

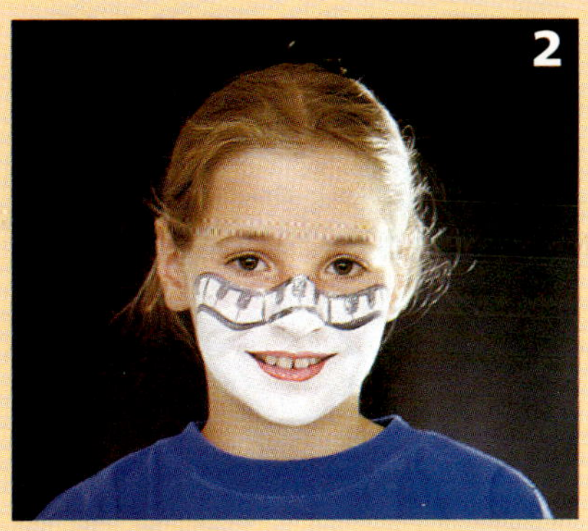

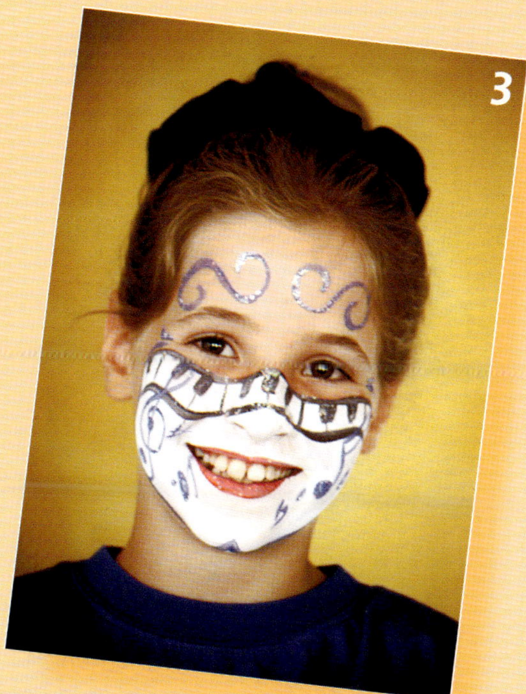

1

2

3

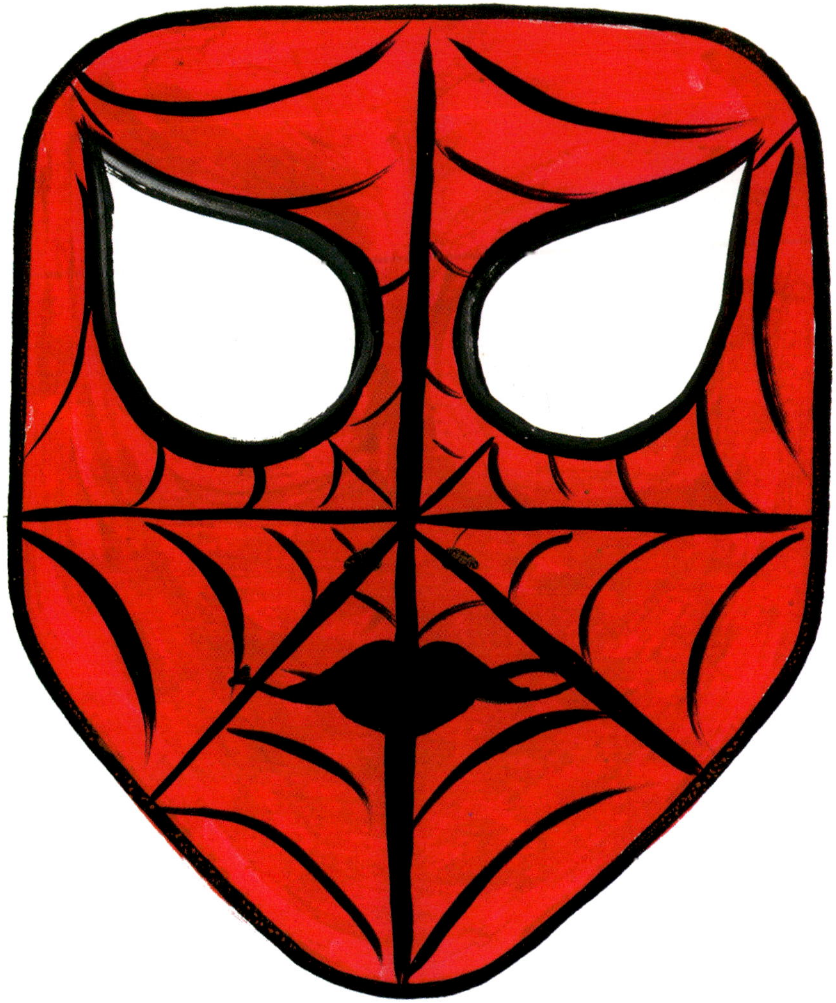

„Spinnenmann“

„Spinnenmann"

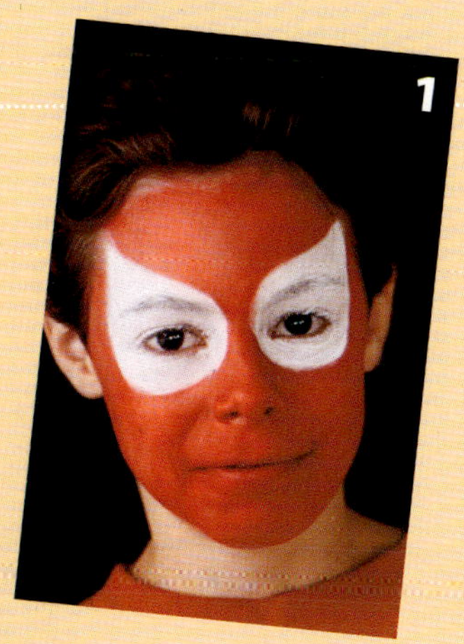

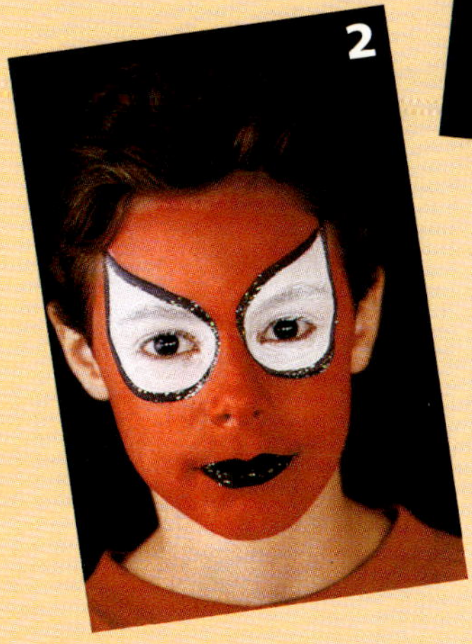

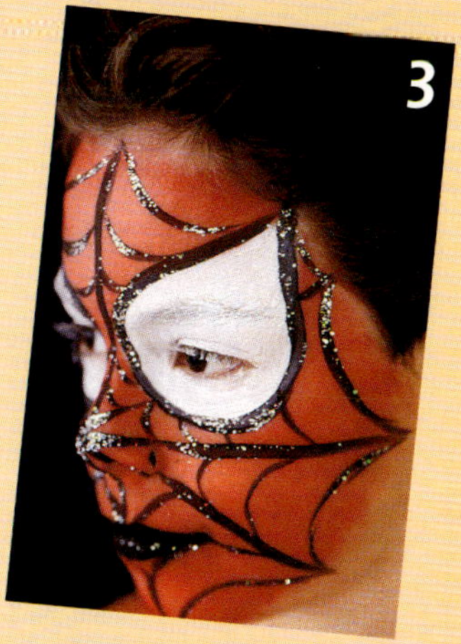

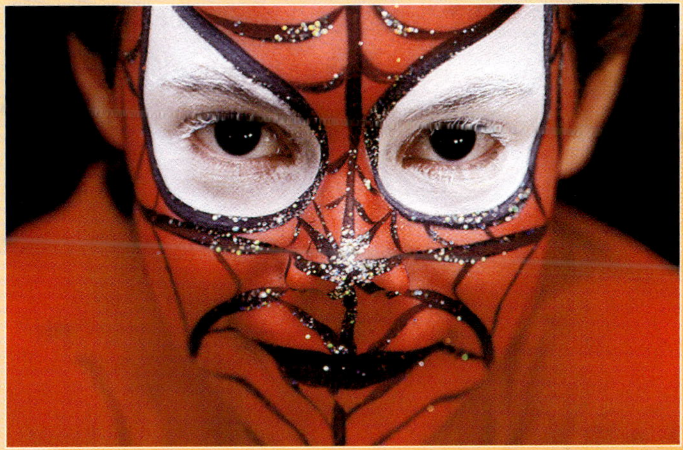

1

2

3

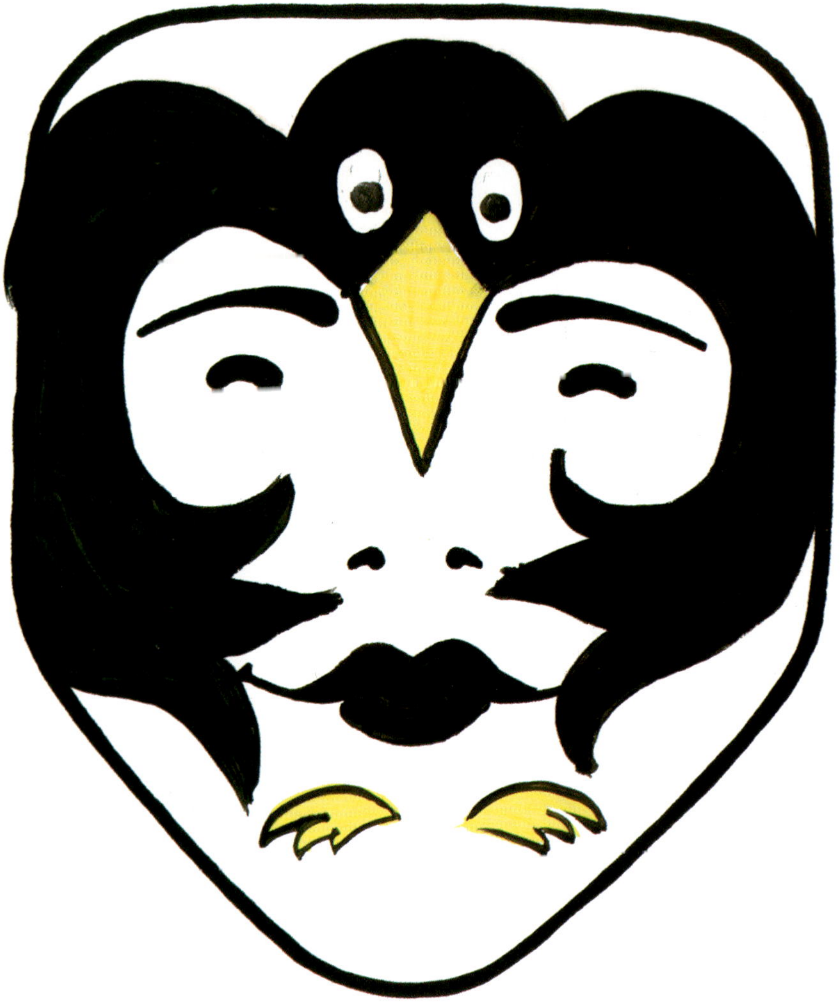

„Pinguin"

✓✓

„Pinguin"

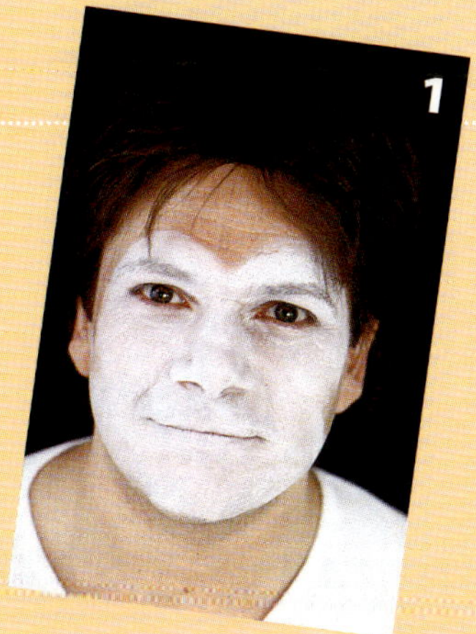

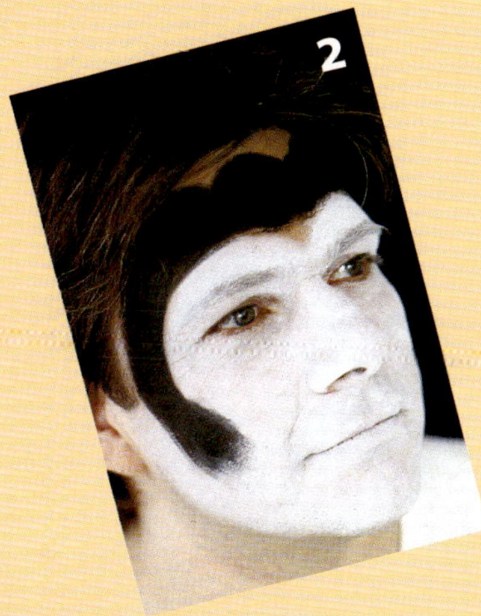

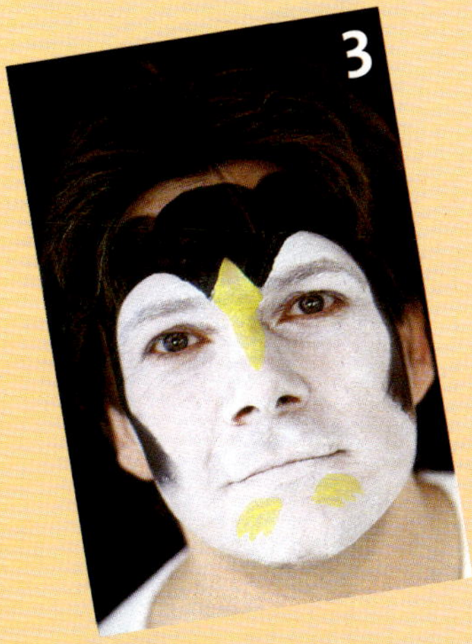

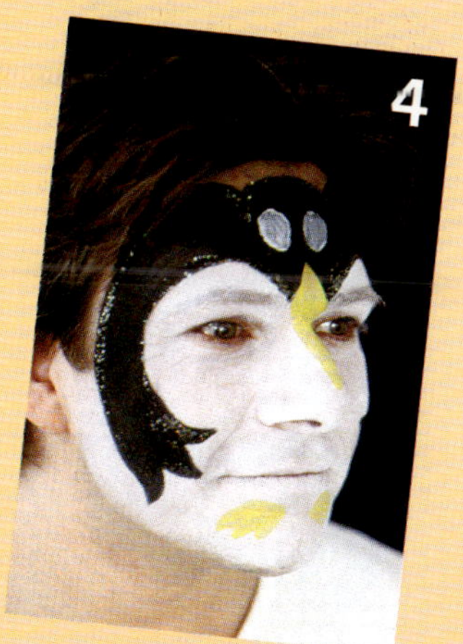

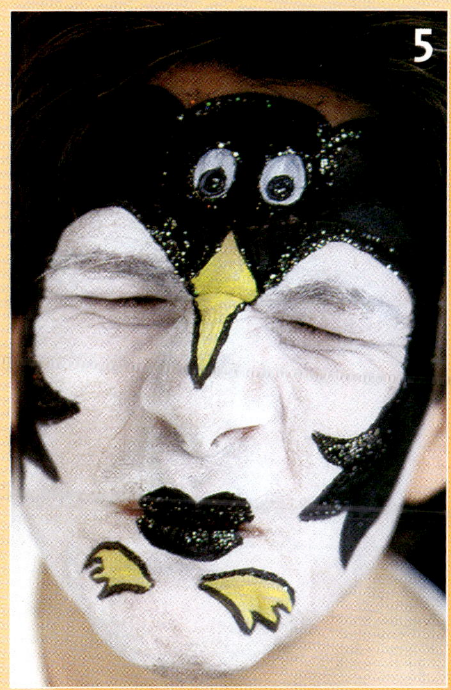

1

2

3

4

5

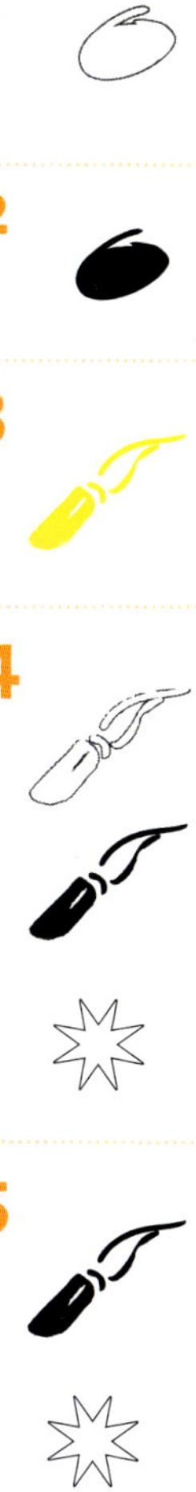

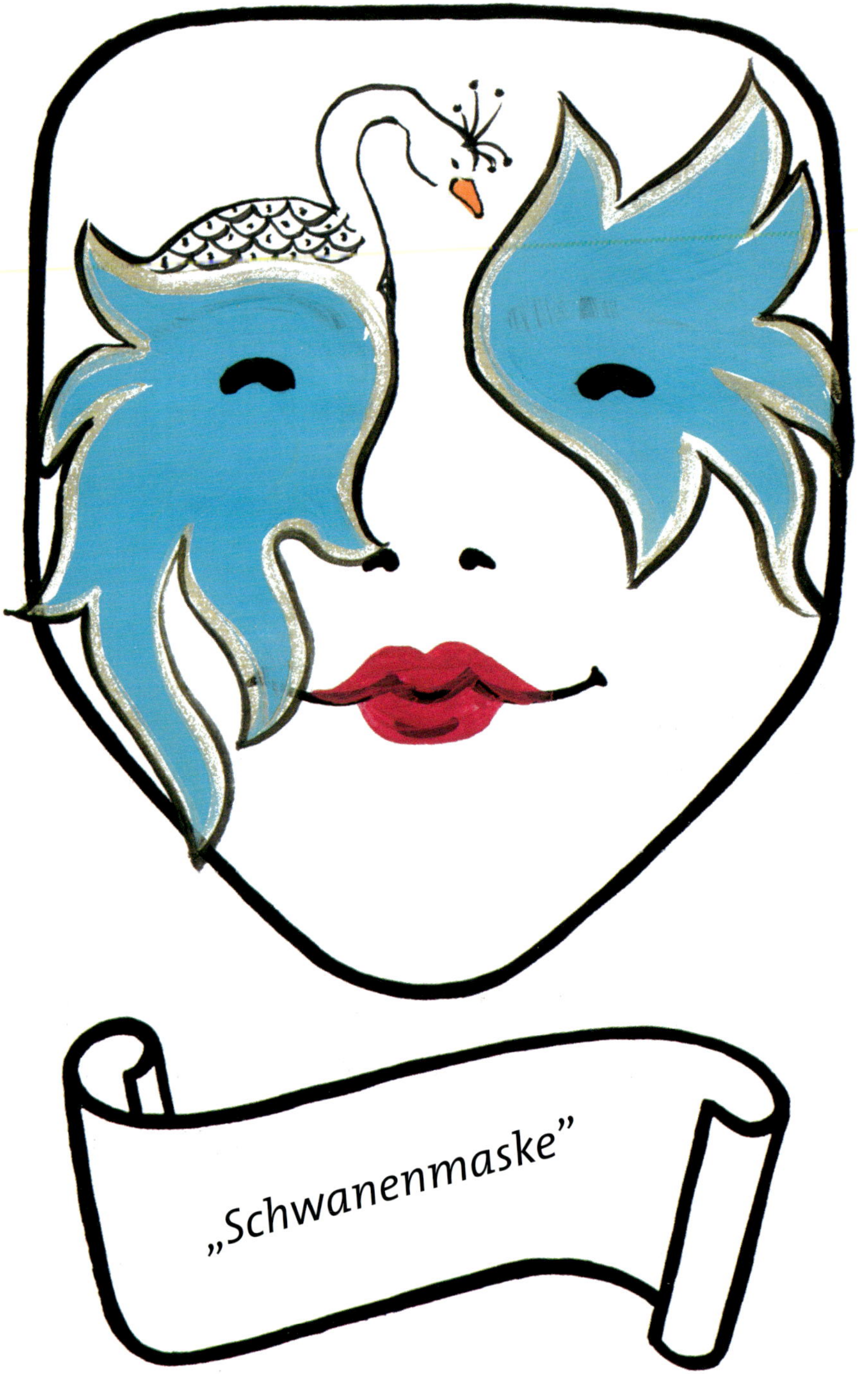

„Schwanenmaske"

✓✓

„Schwanenmaske"

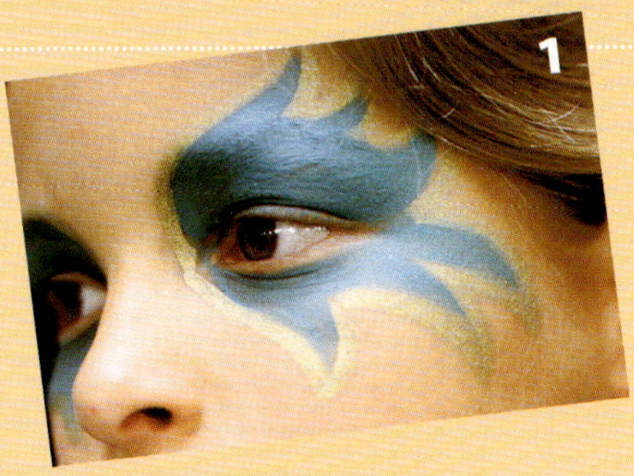

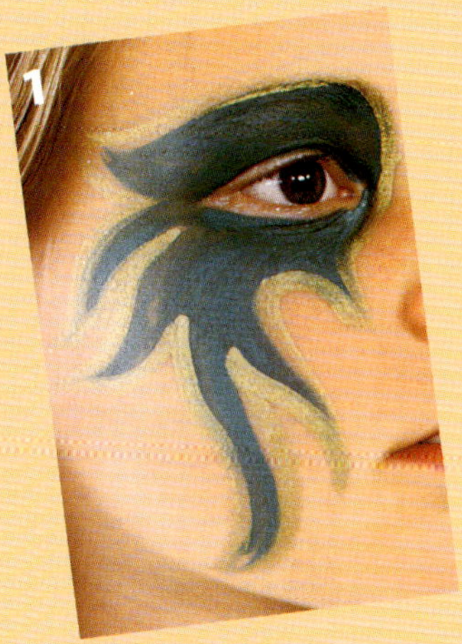

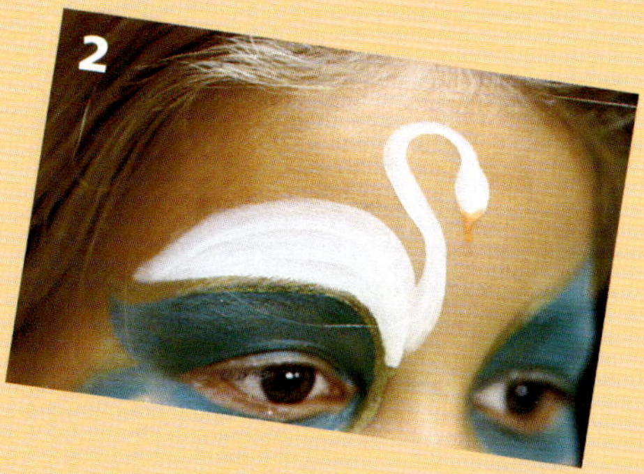

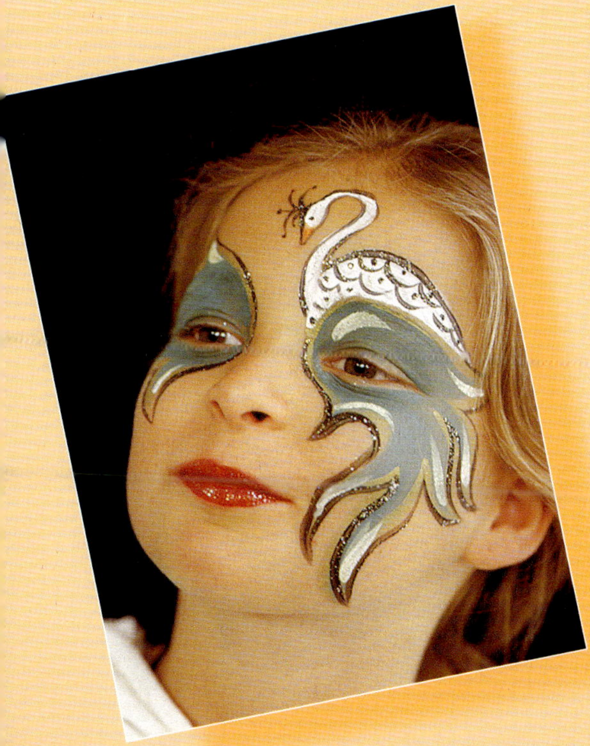

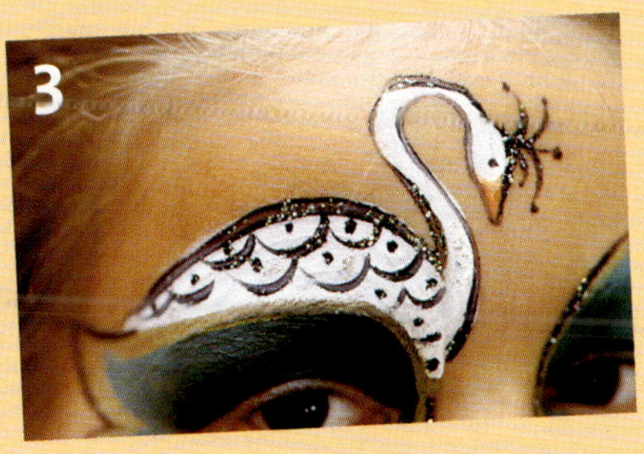

1

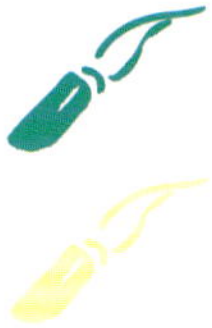

2

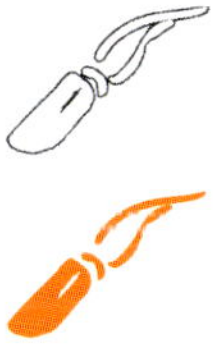

3

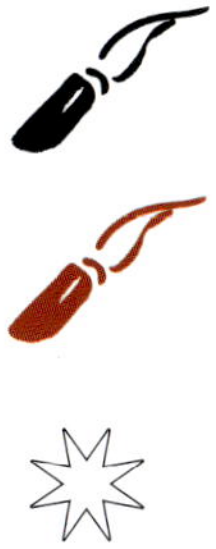

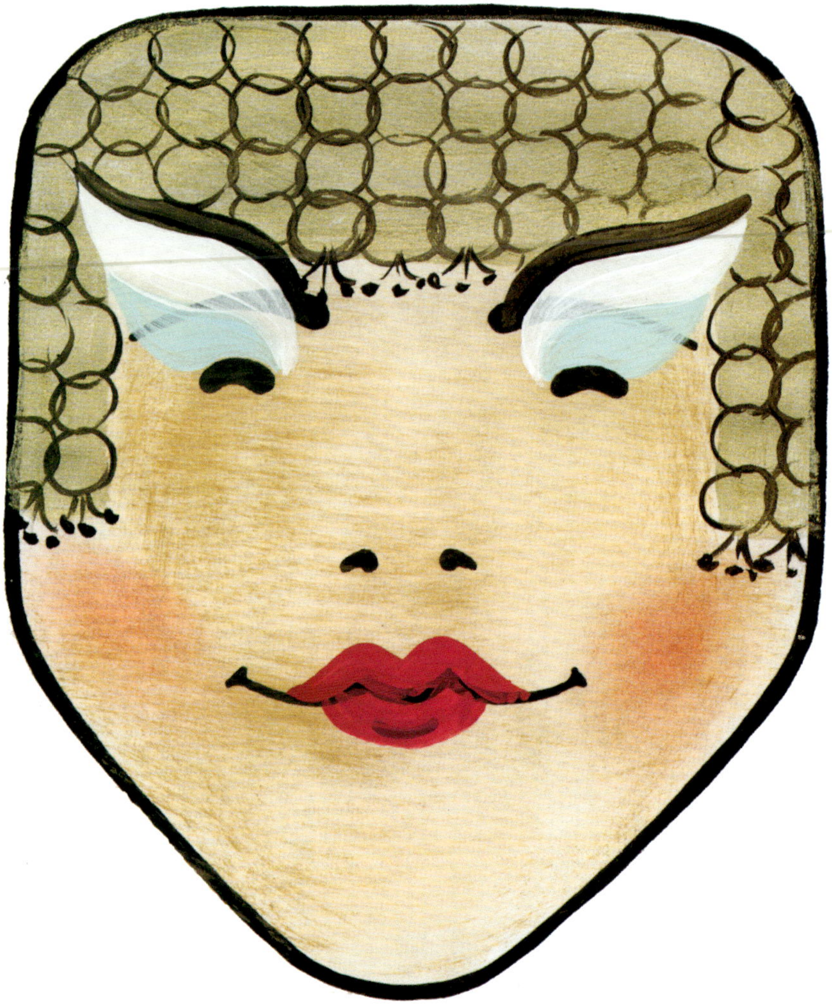

„Kleopatra"

✓✓

„Kleopatra"

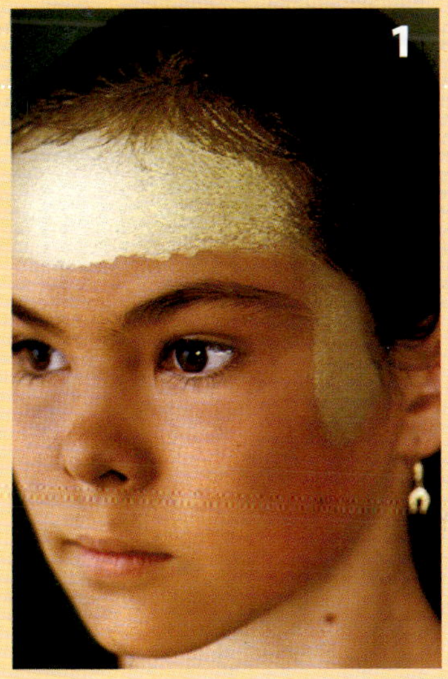

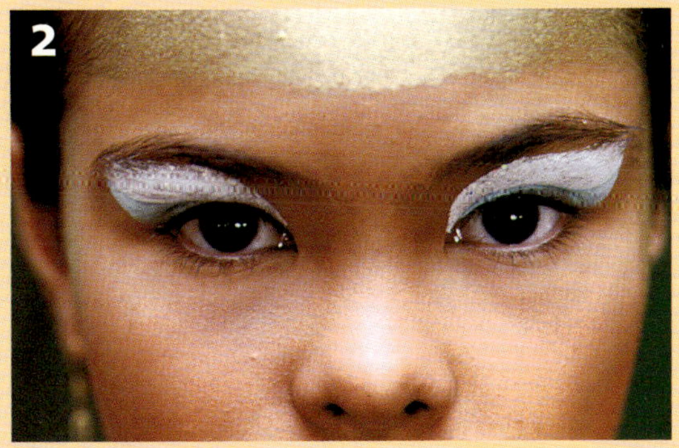

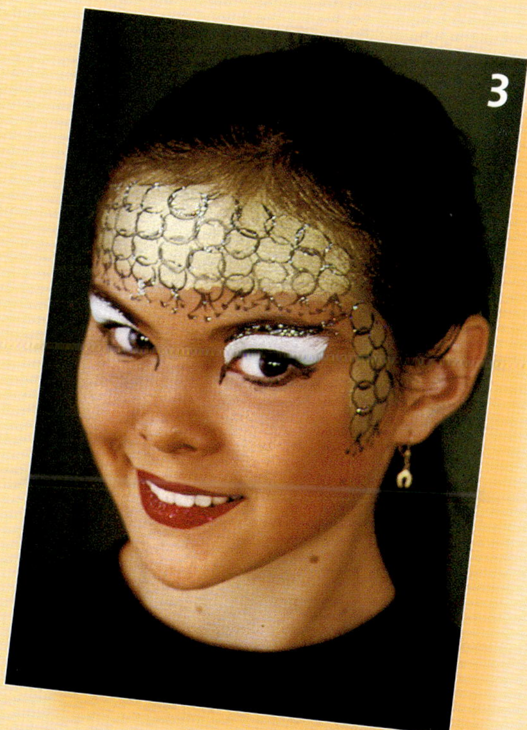

1

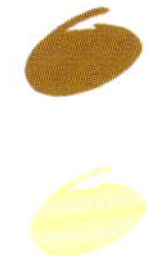

2

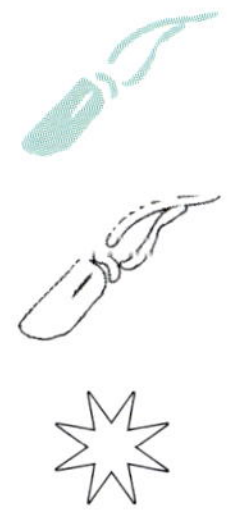

3

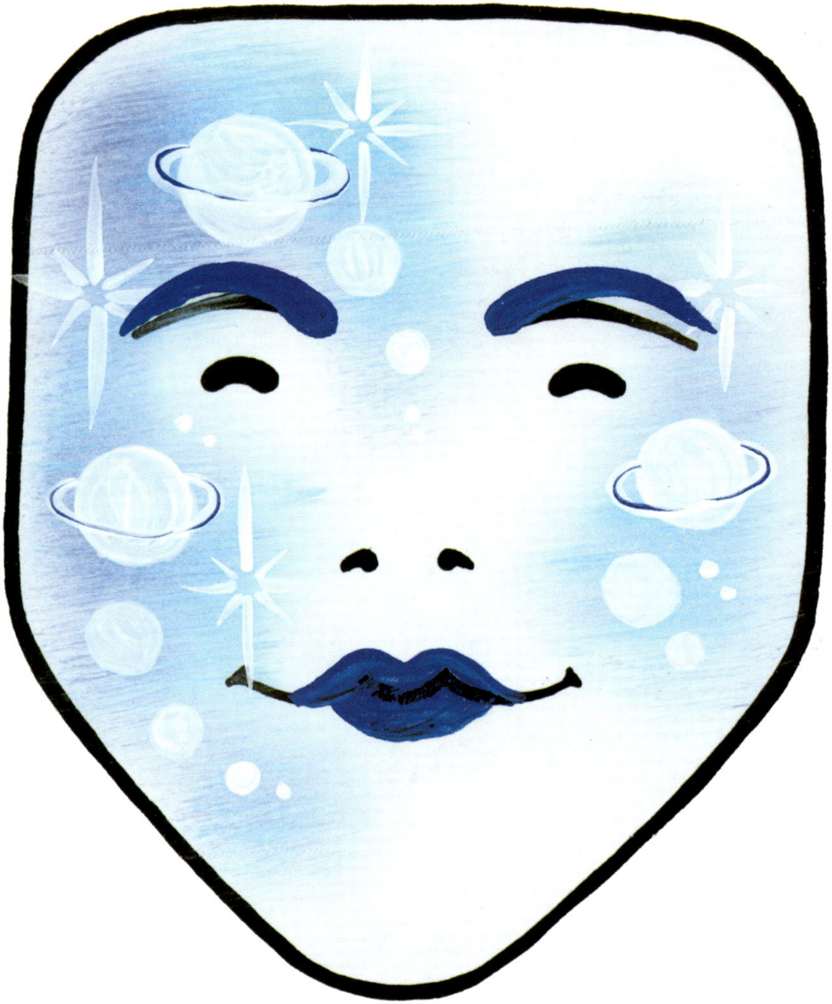

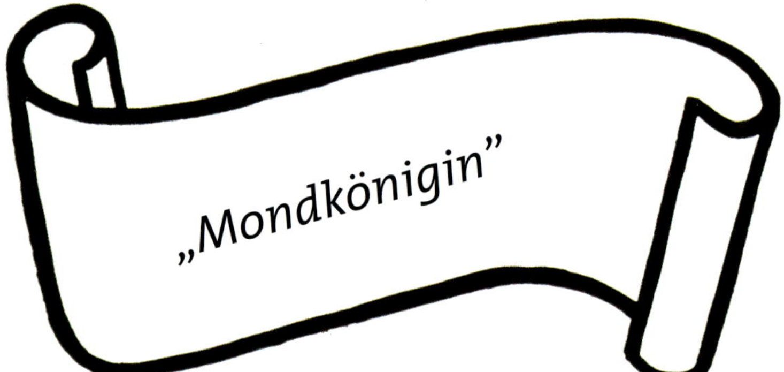
„Mondkönigin"

„Mondkönigin"

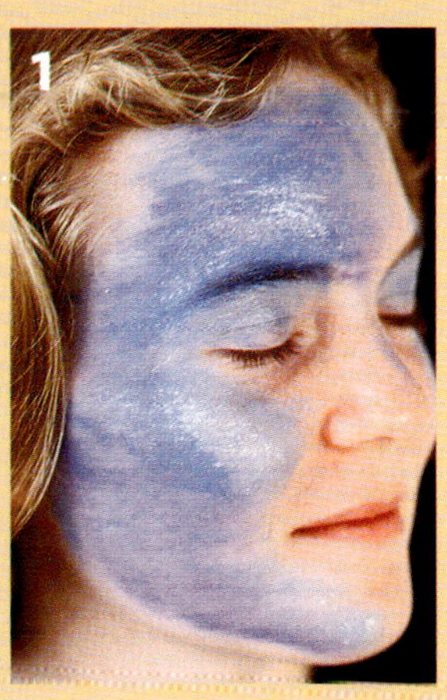

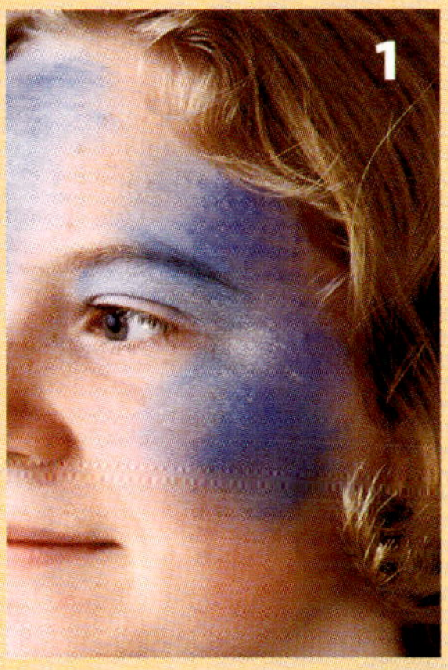

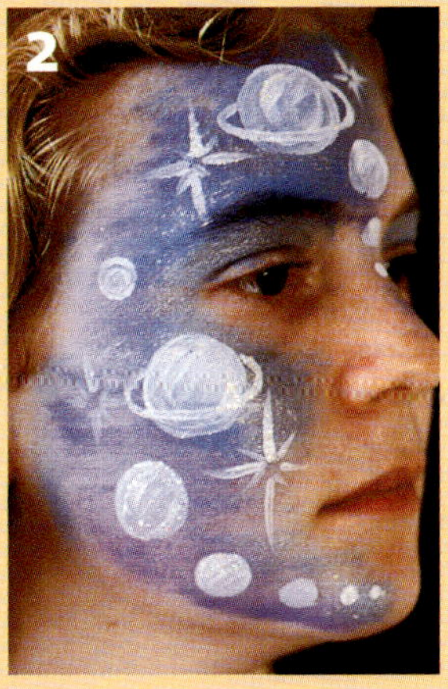

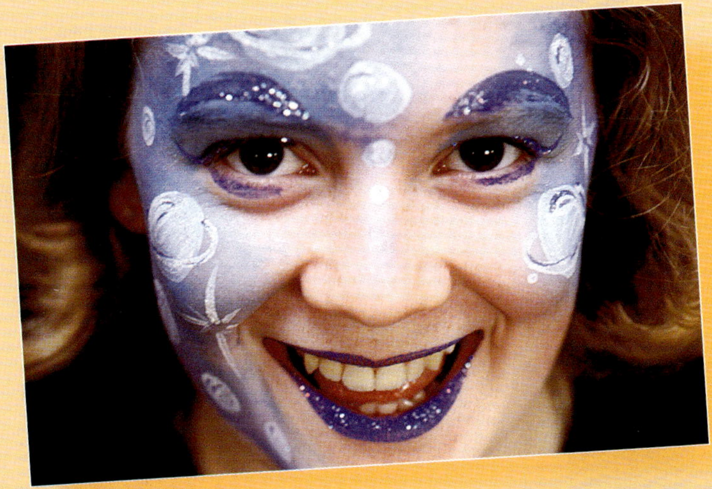

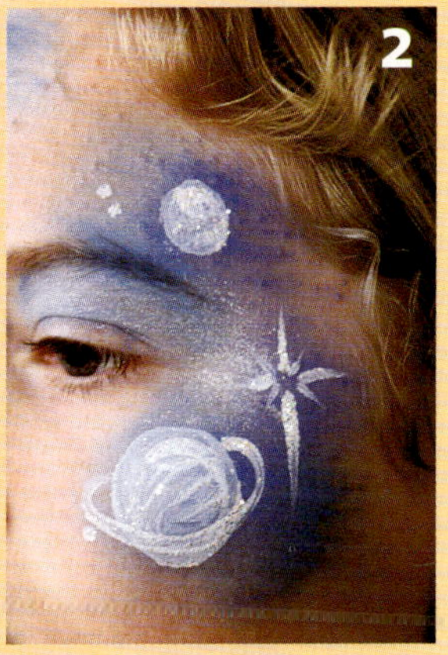

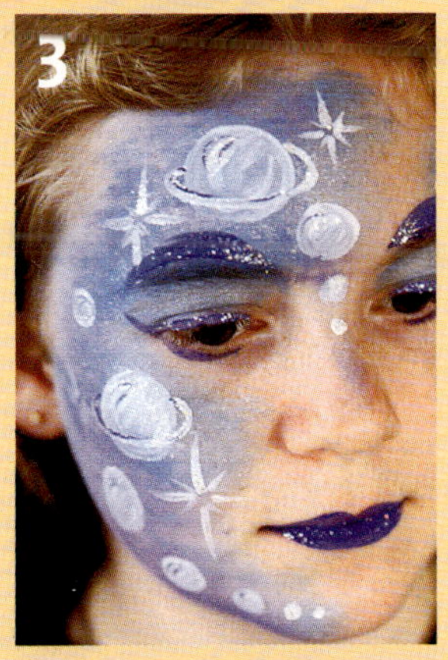

✓✓

1

2

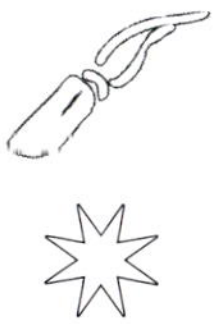

3

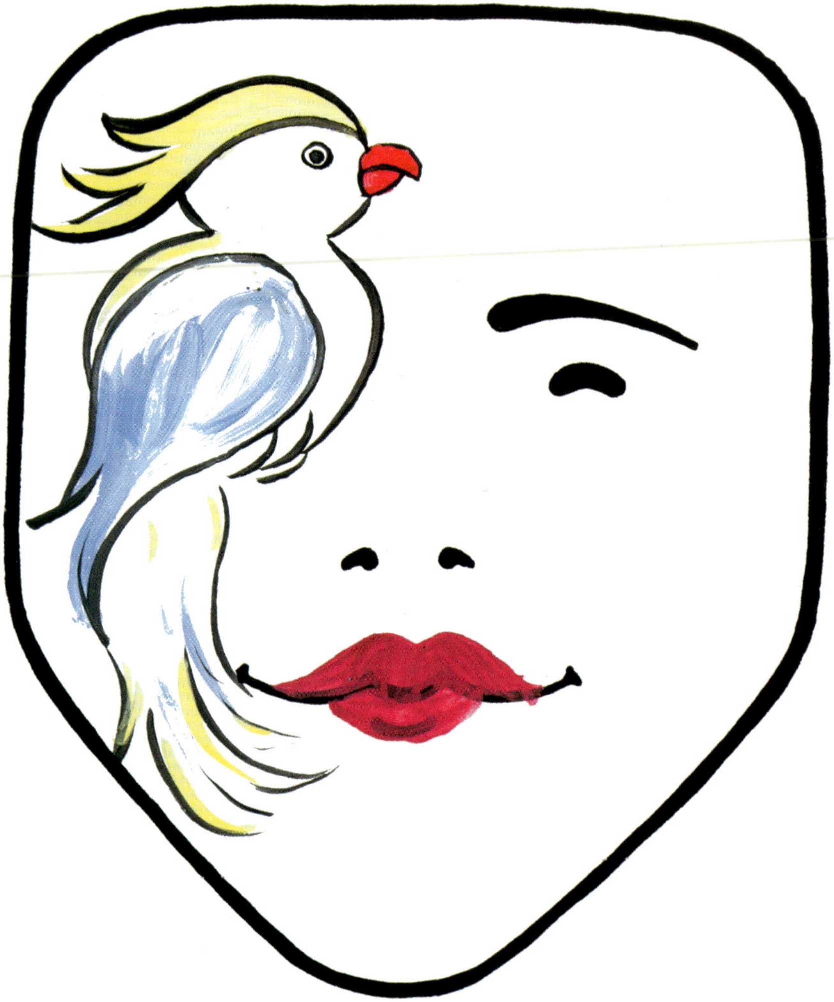

„Kakadu"

„Kakadu"

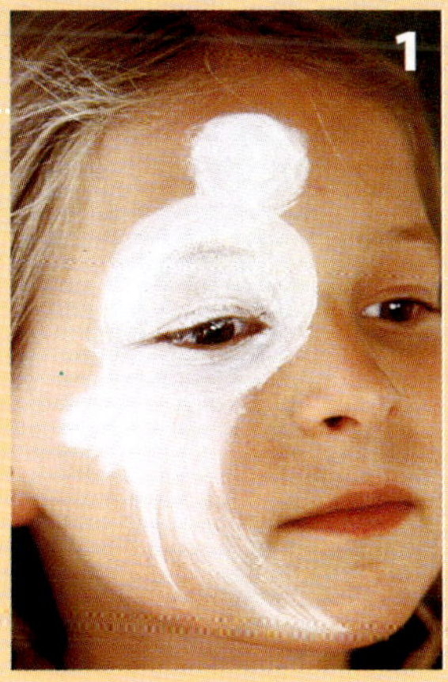

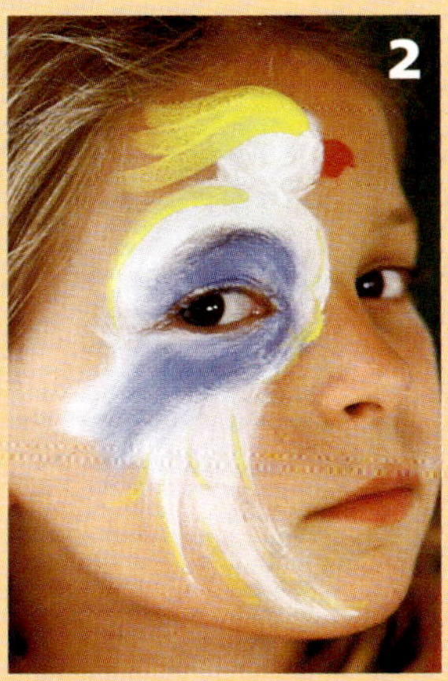

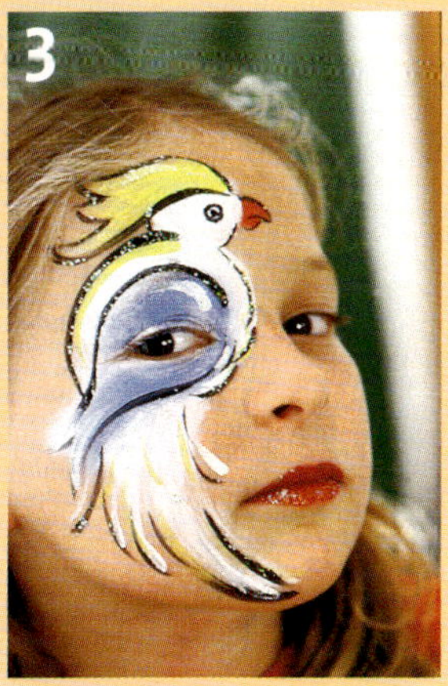

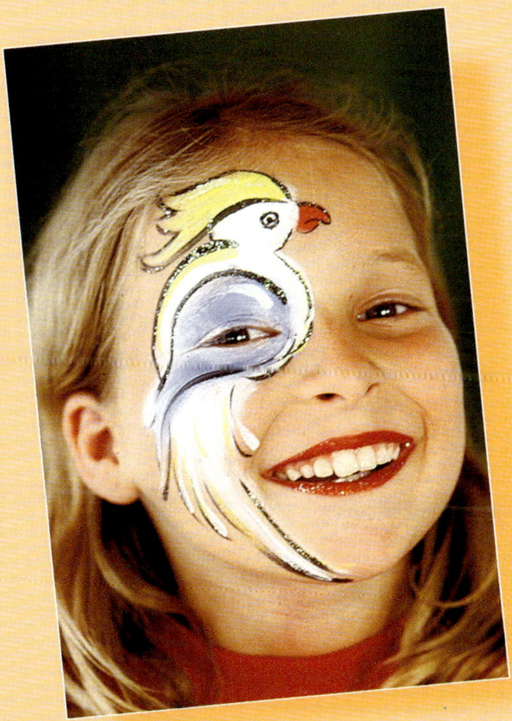

1

2

3

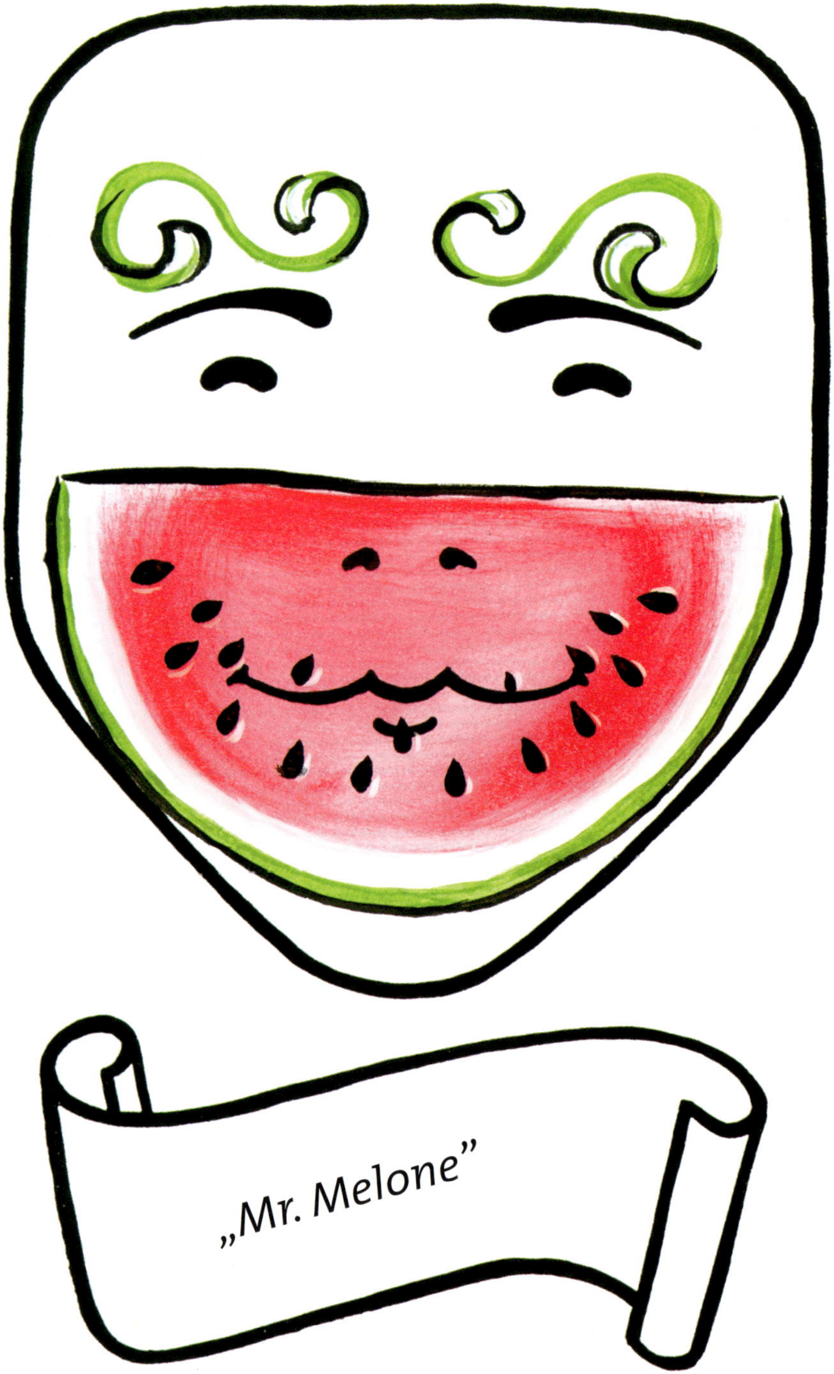
„Mr. Melone"

„Mr. Melone"

1

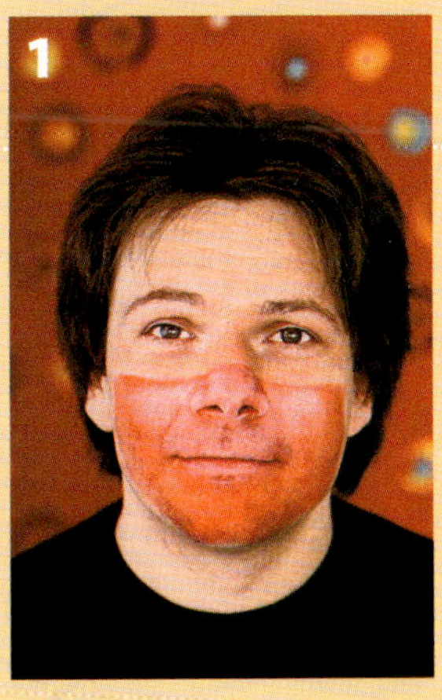

2

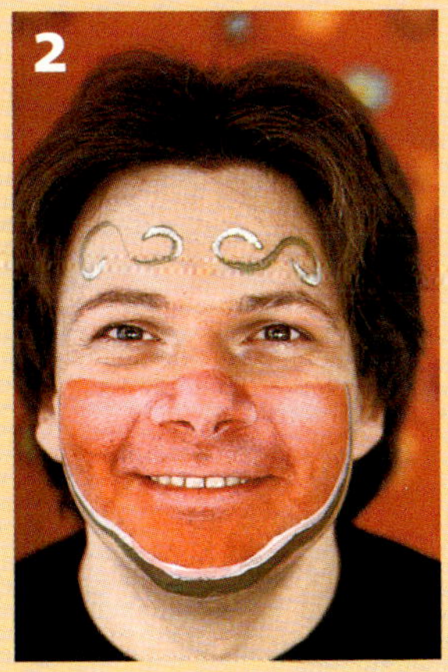

3

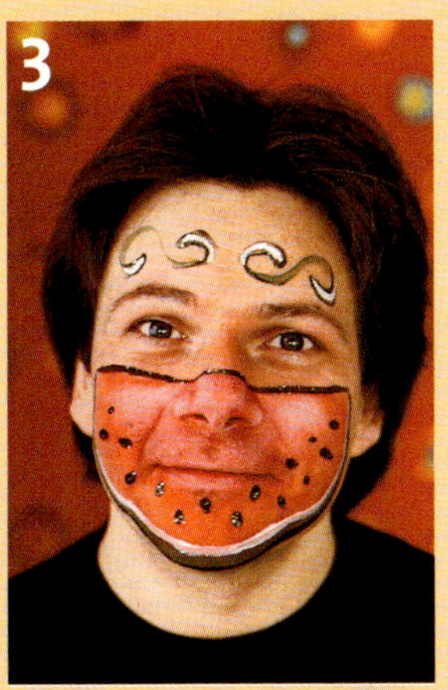

4

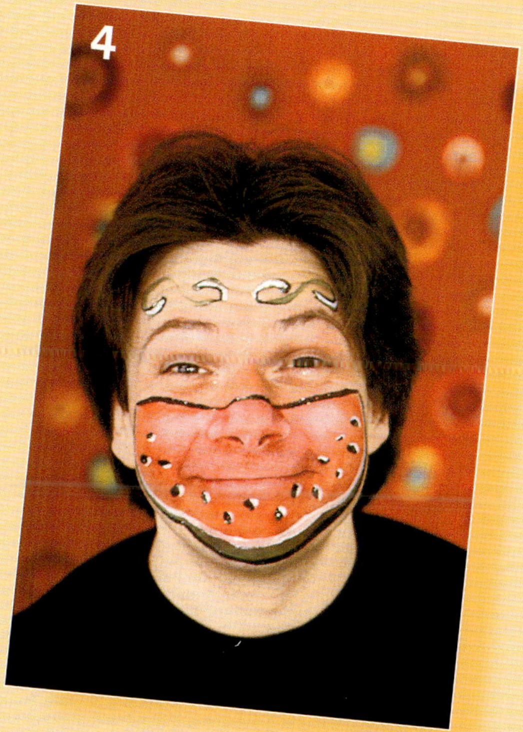

✓✓

1

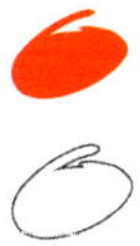

2

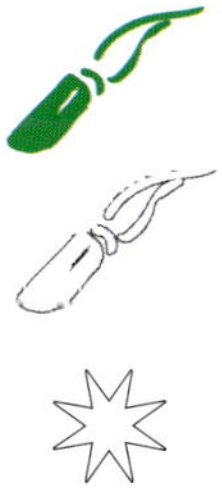

3

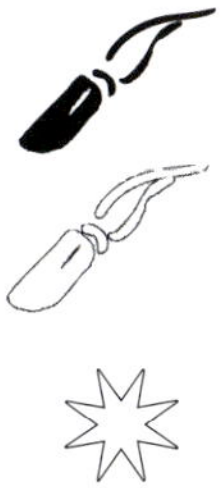

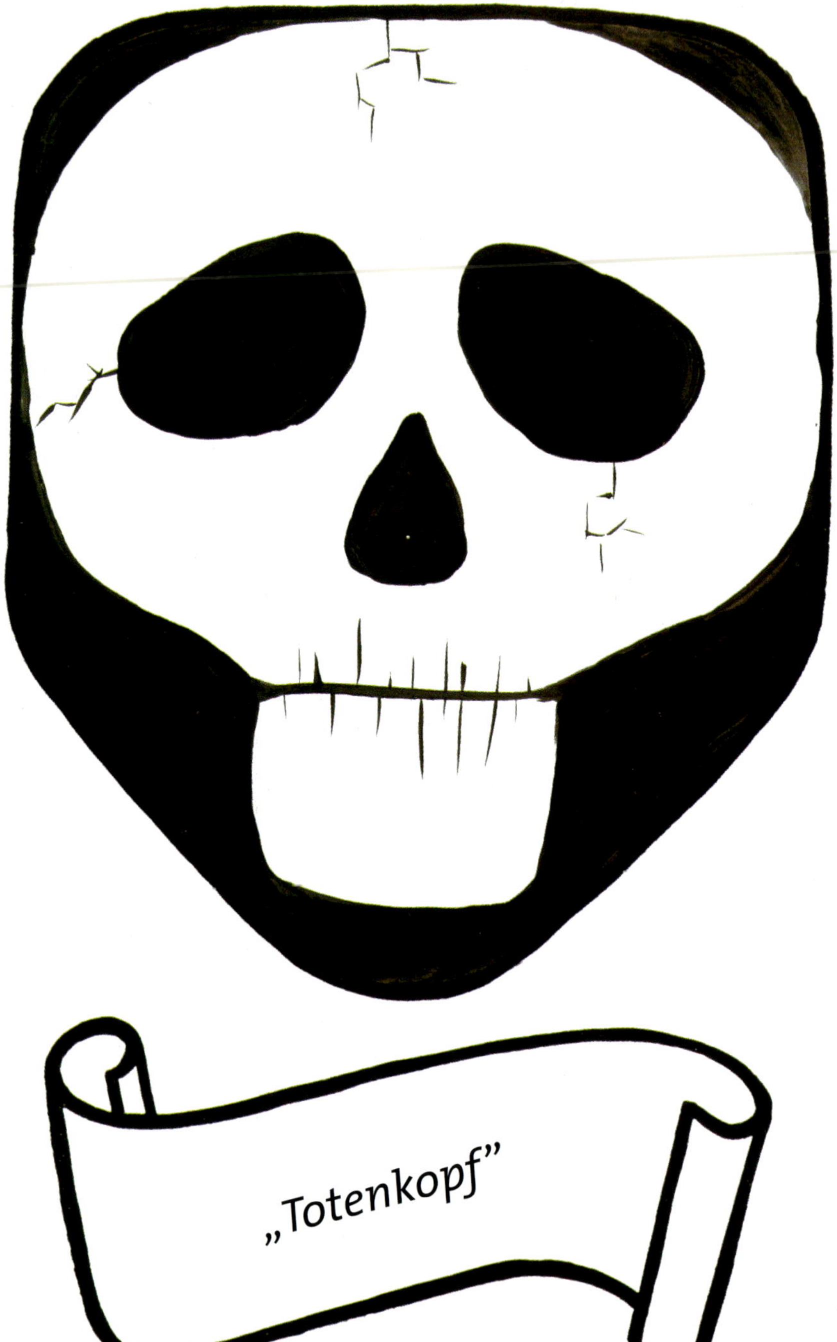
„Totenkopf”

„Totenkopf"

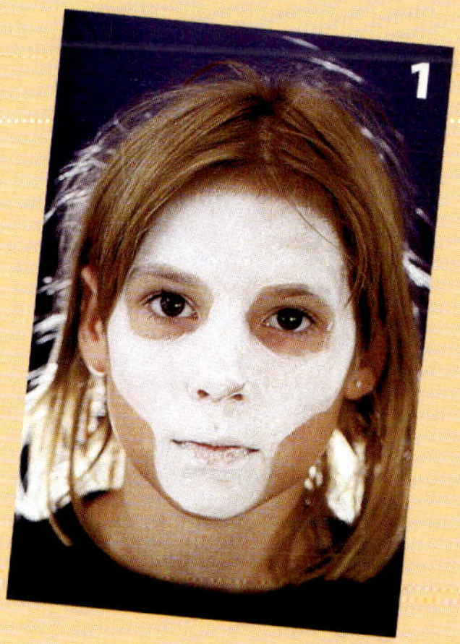

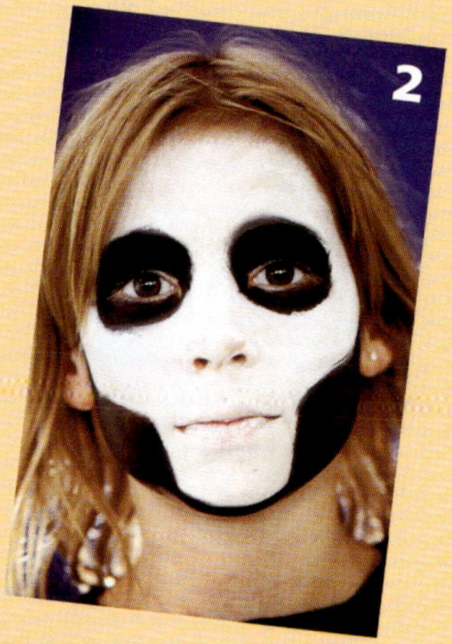

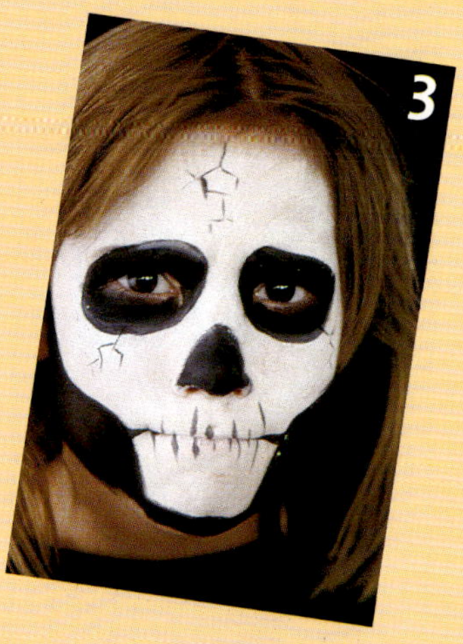

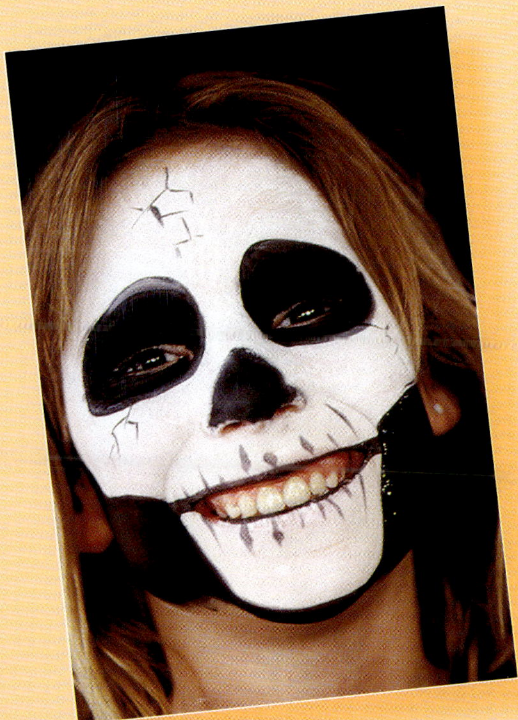

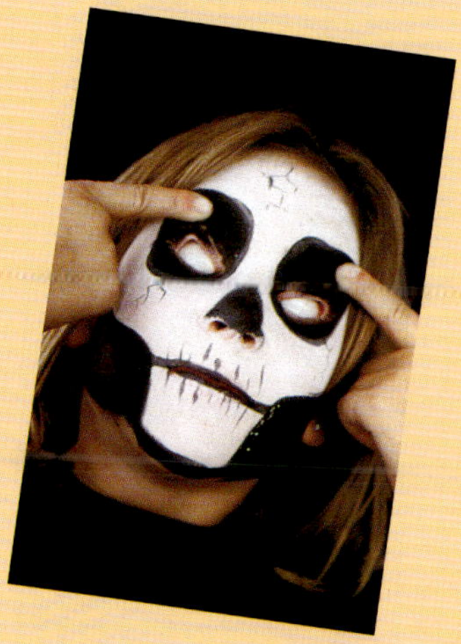

1 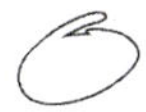

2 

3 

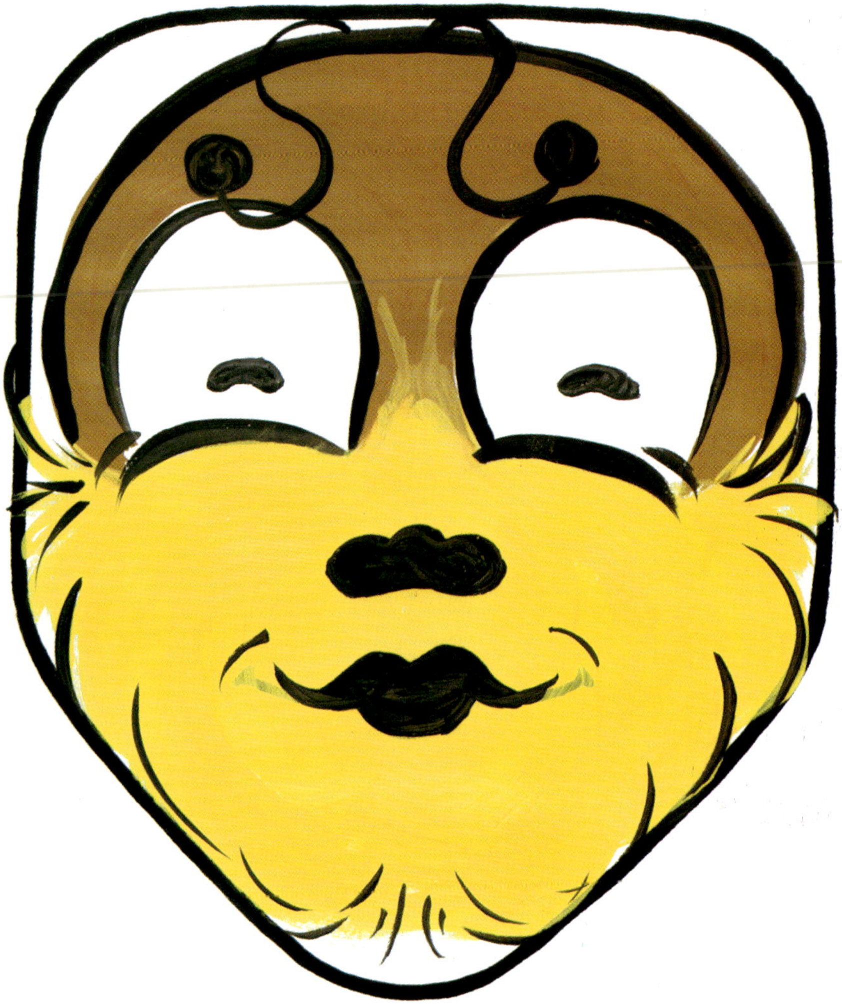

„Hummel"

„Hummel"

✓✓

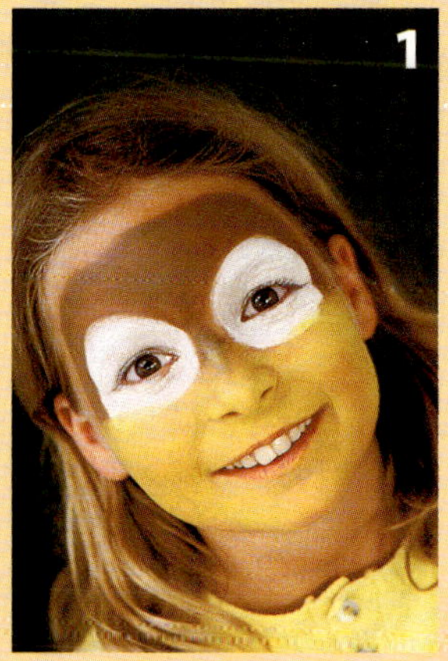

1

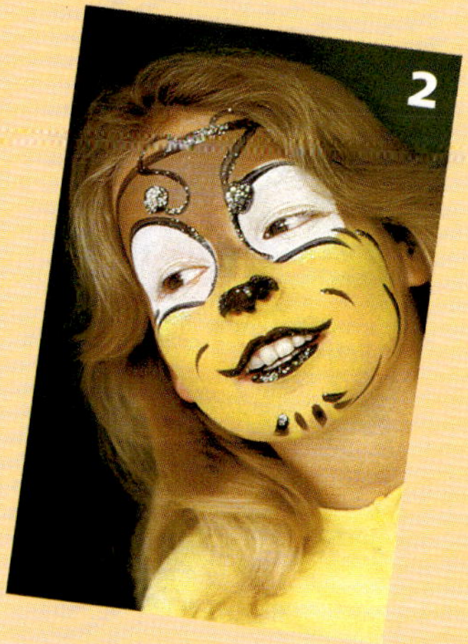

2

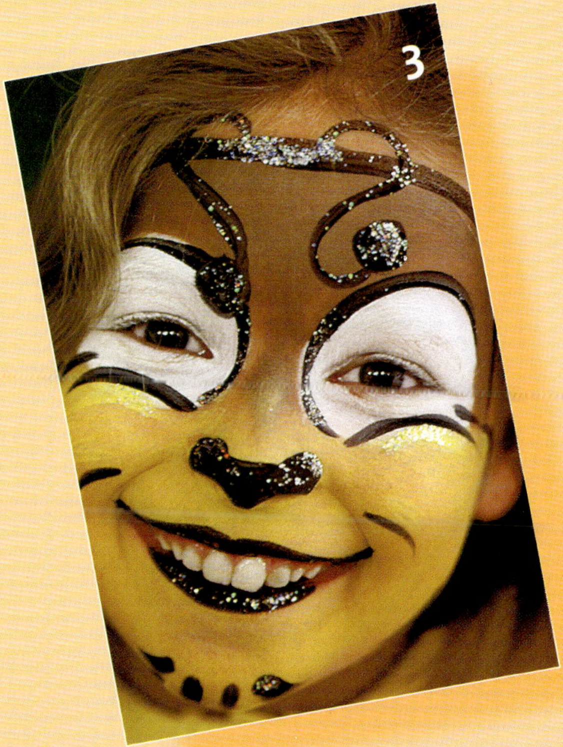

3

1

2

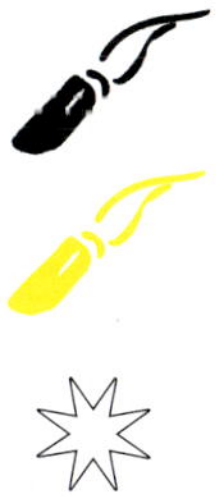

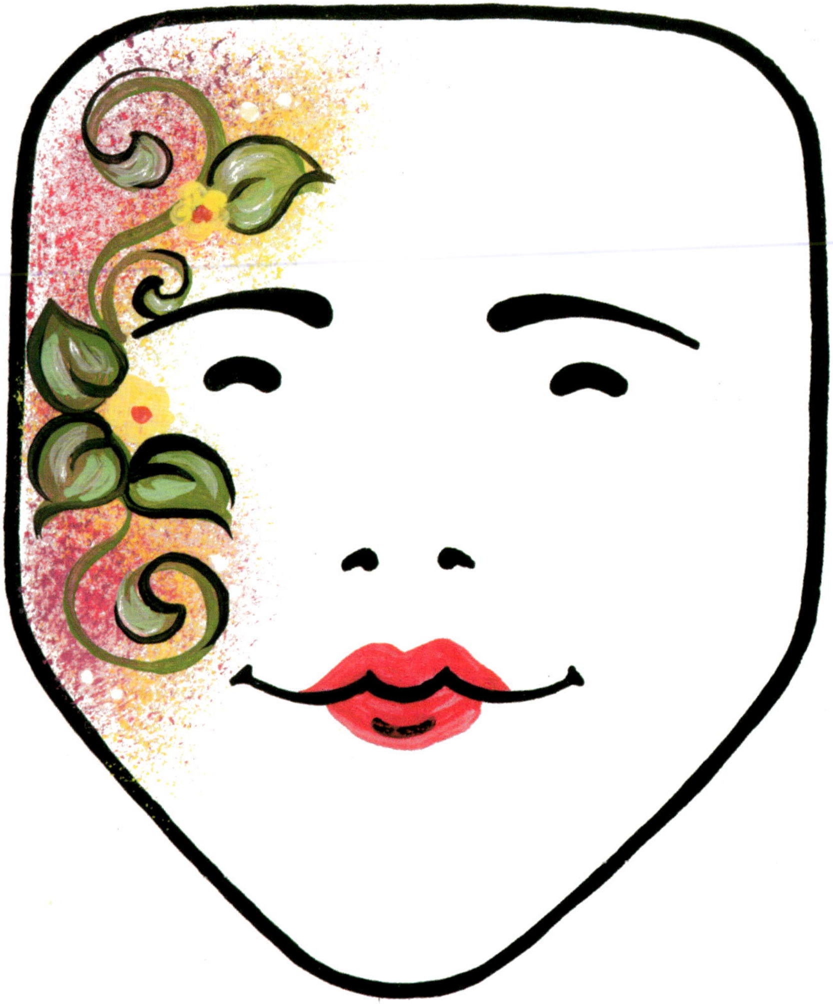

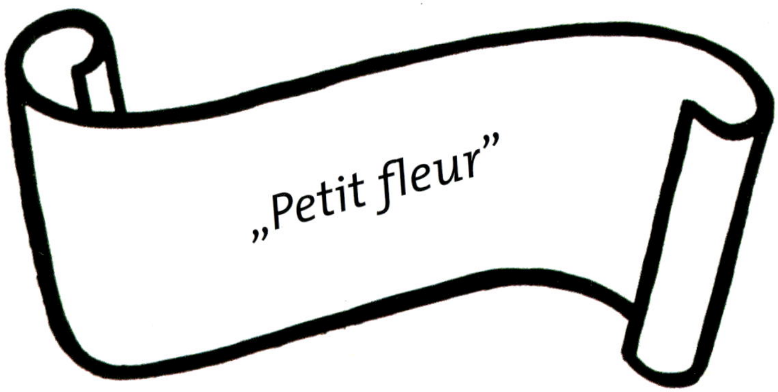
„Petit fleur"

„Petit fleur"

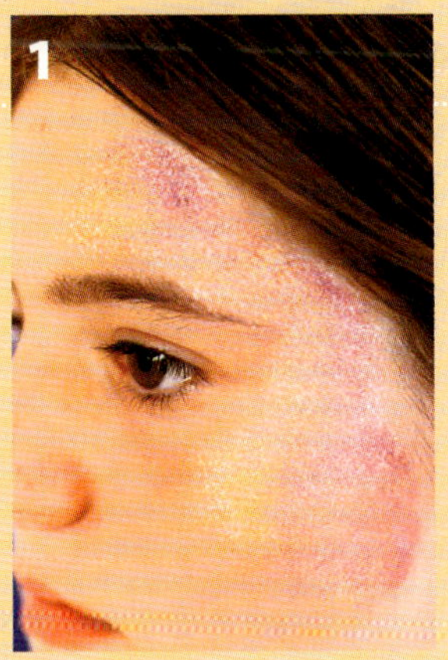

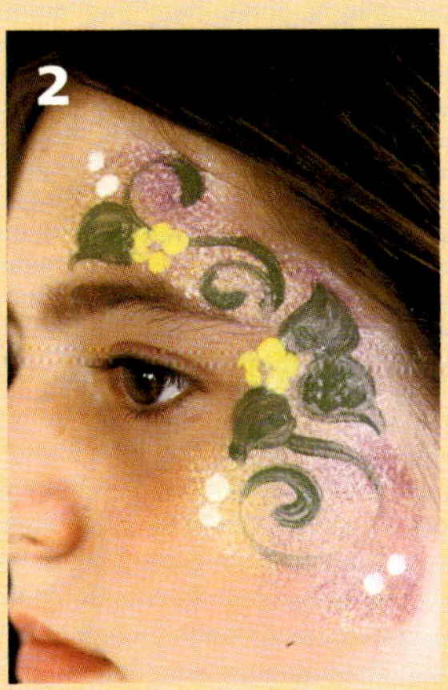

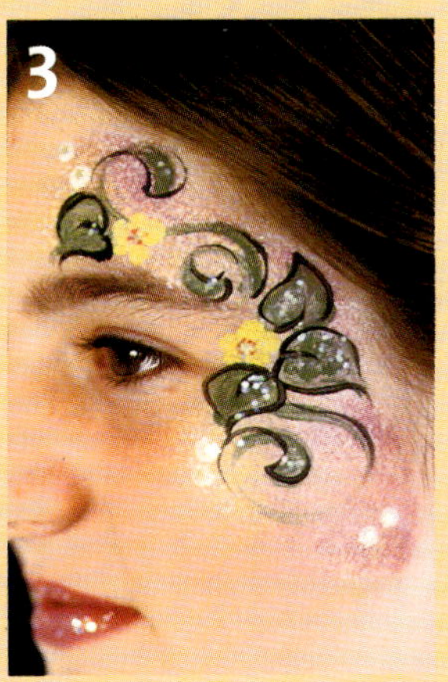

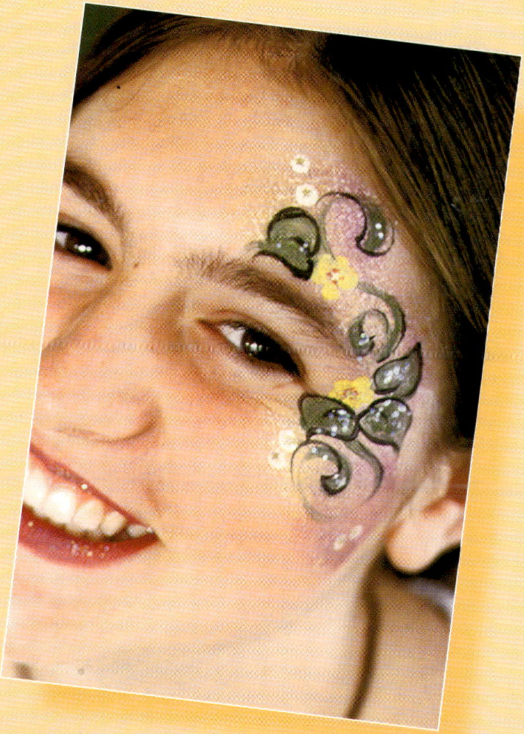

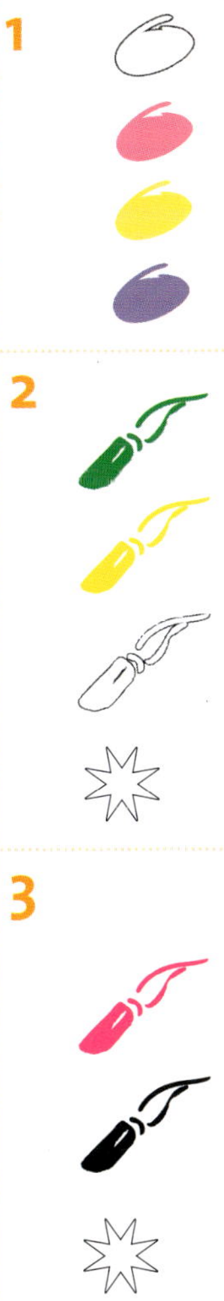

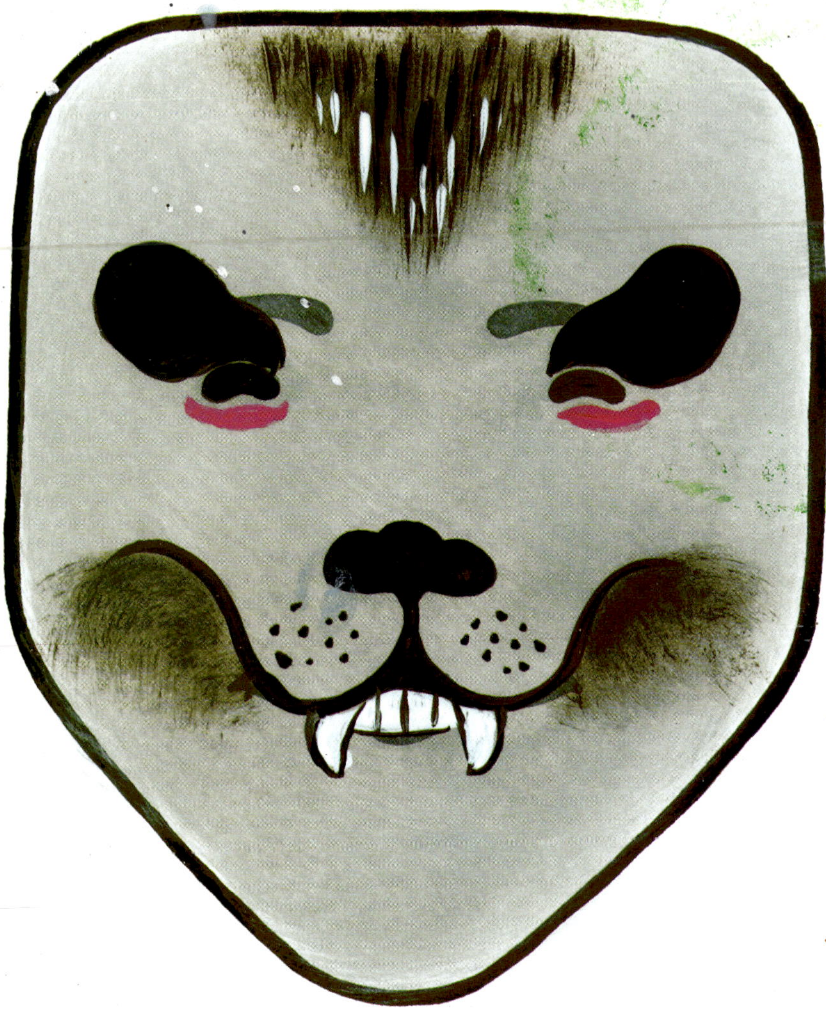

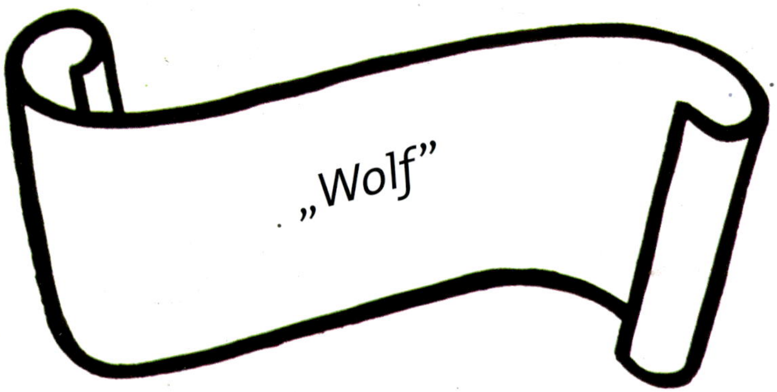
„Wolf"

„Wolf"

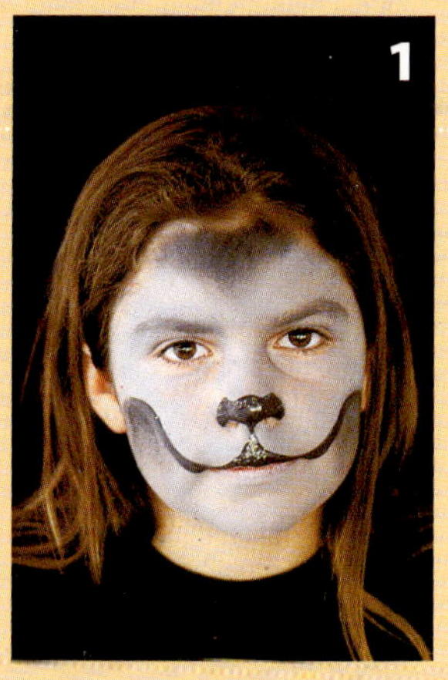

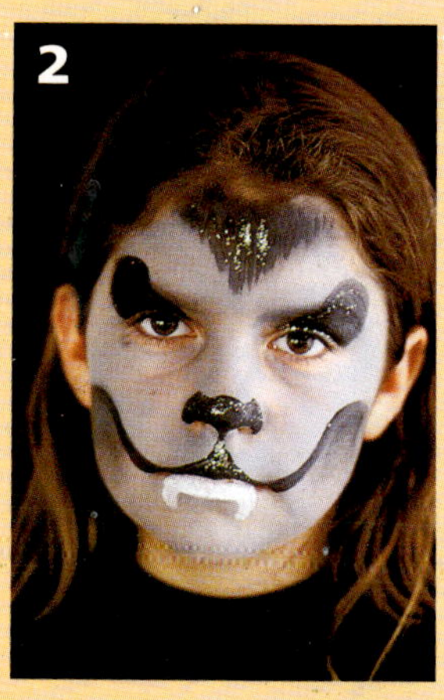

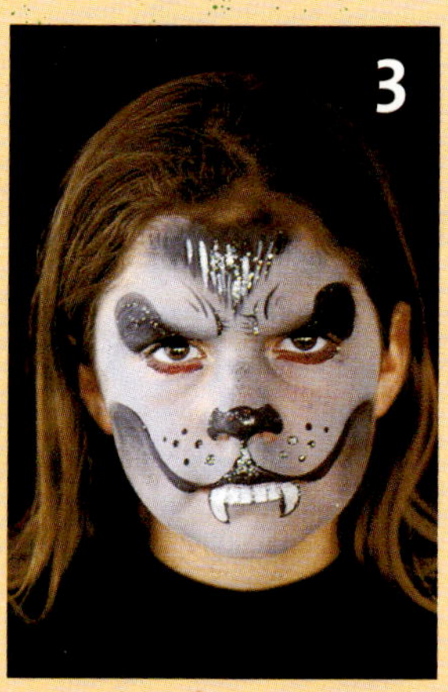

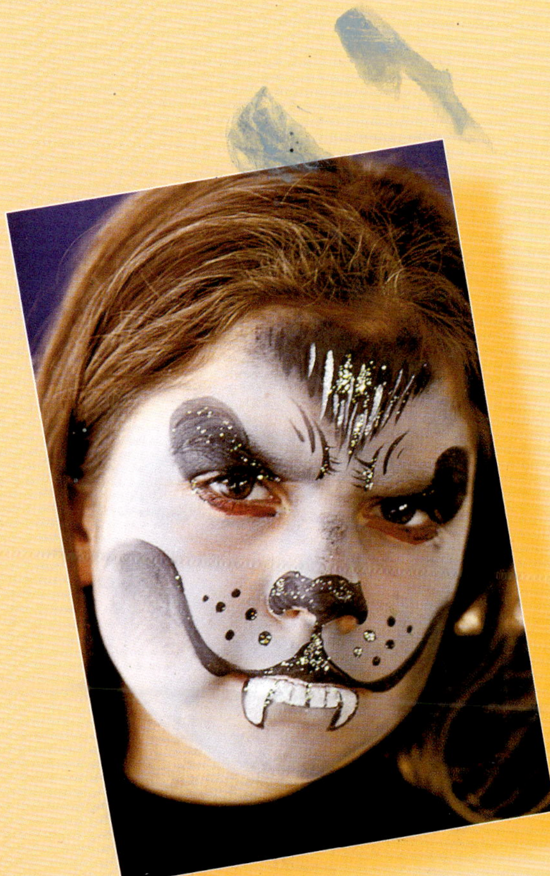

1

2

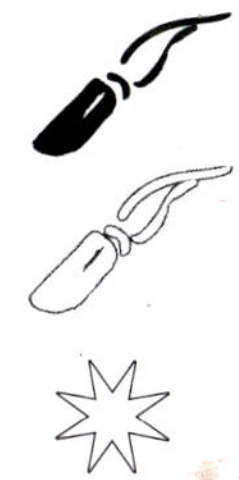

3

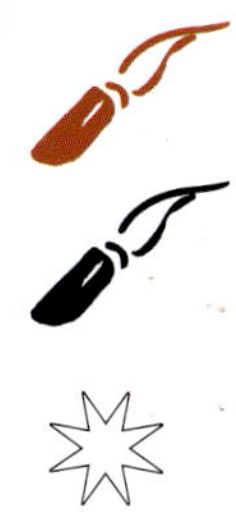

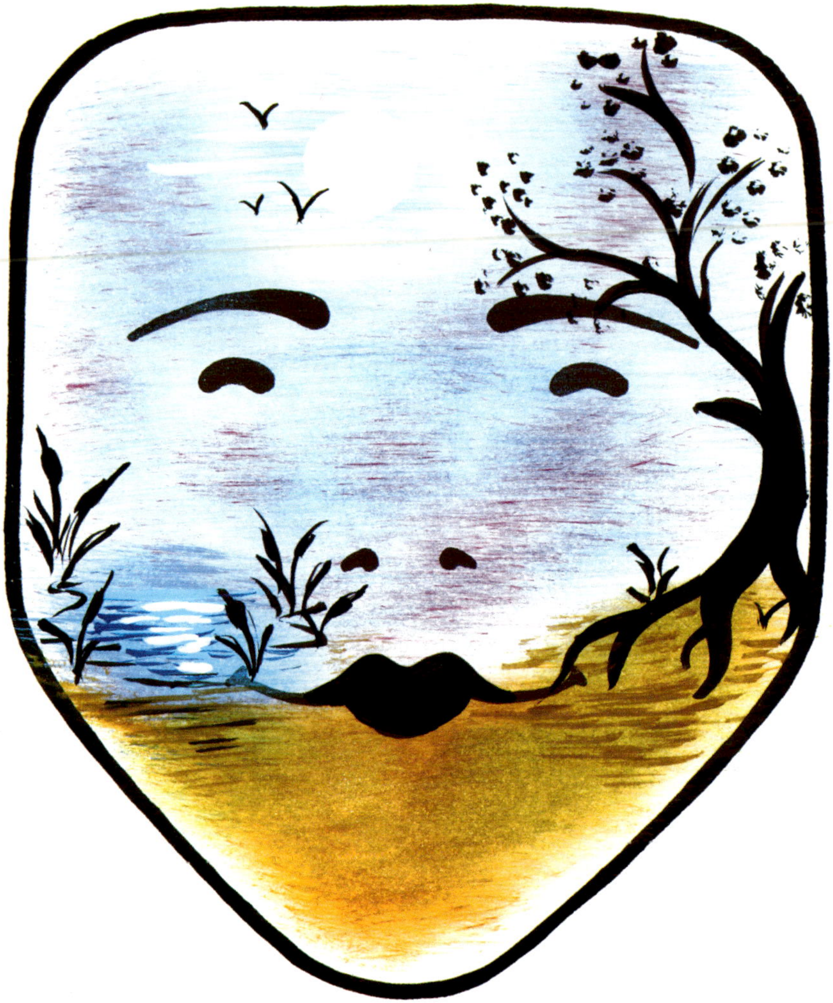

„Nacht am See"

„Nacht am See"

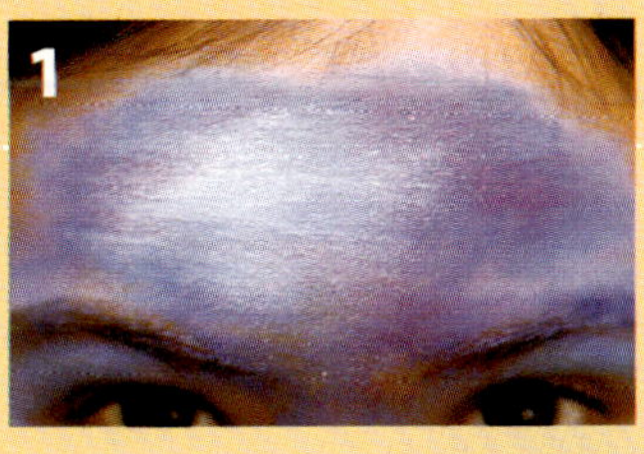

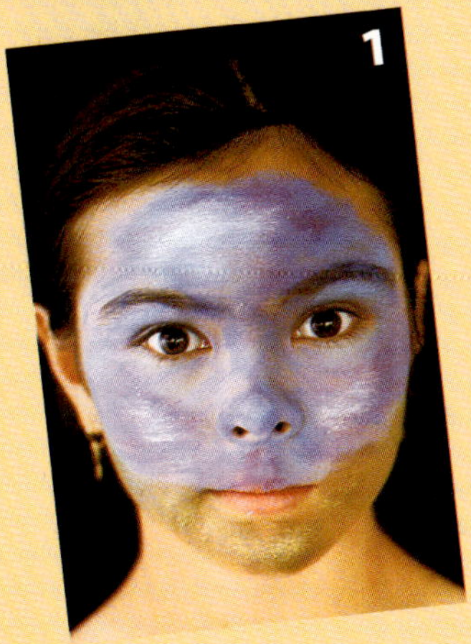

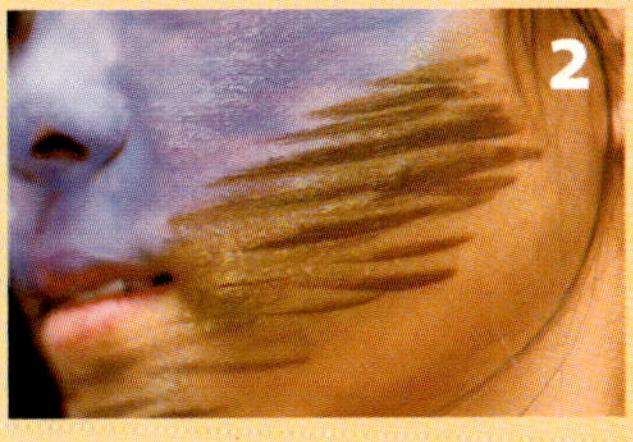

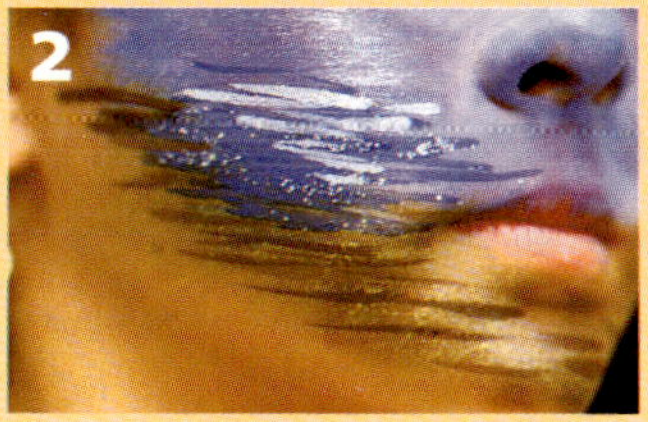

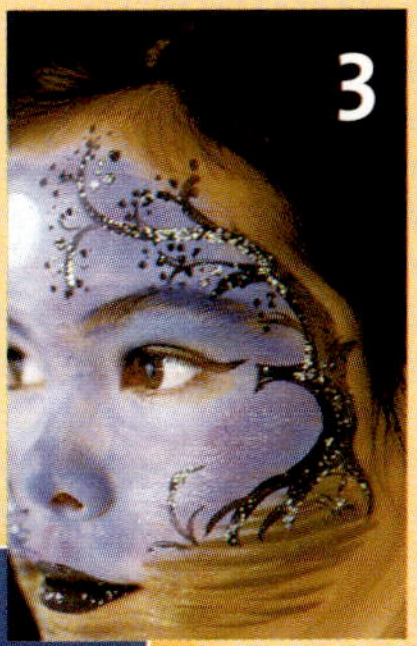

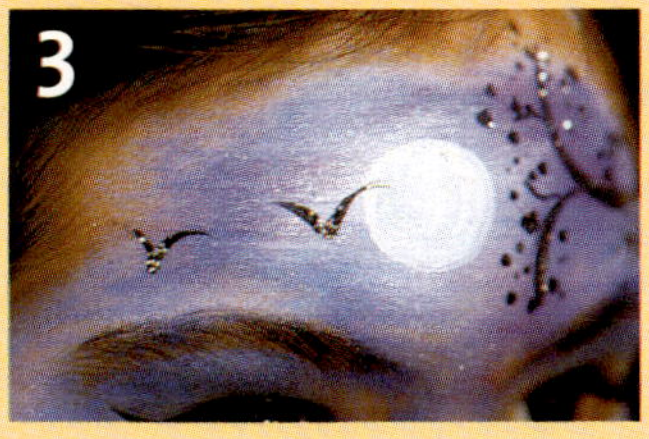

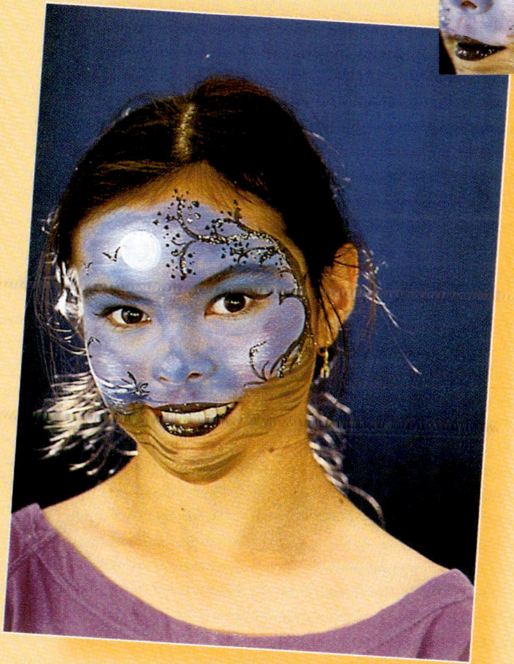

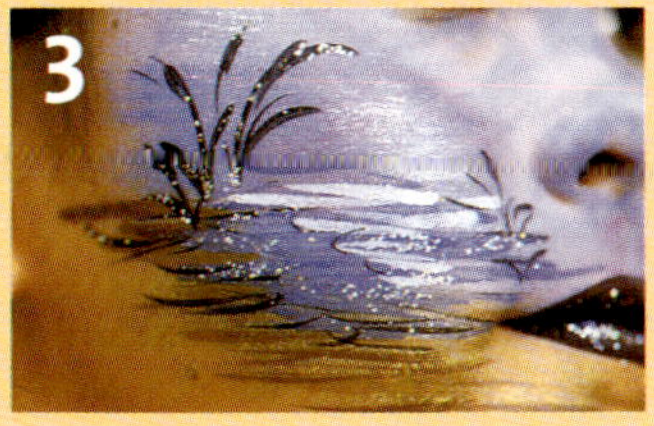

✓✓✓

1

2

3

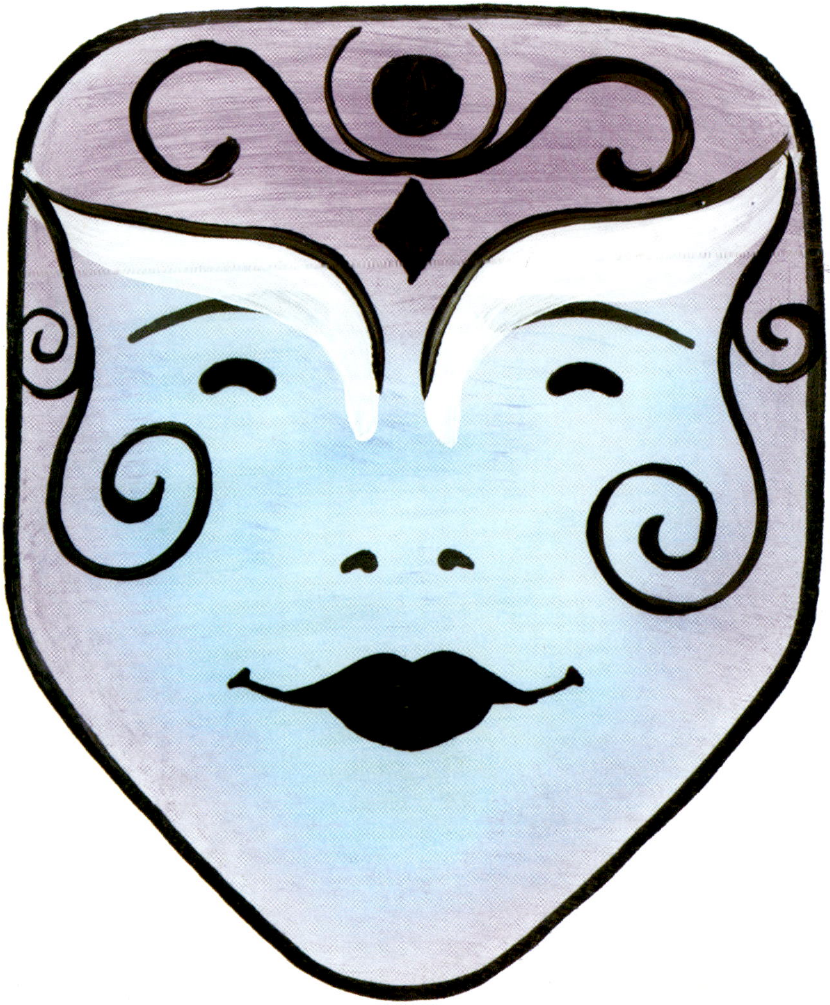

„Starlight"

„Starlight"

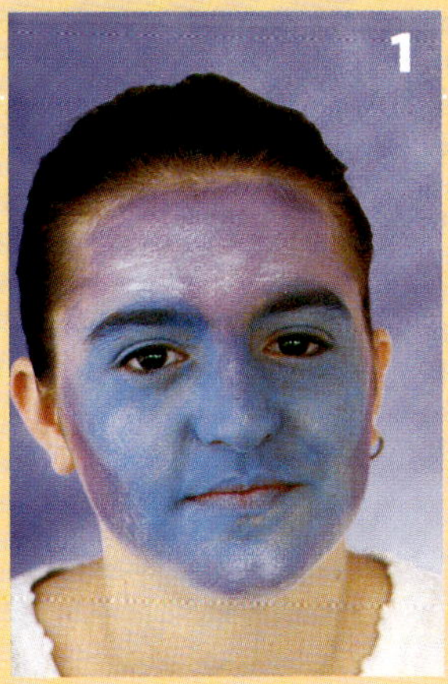

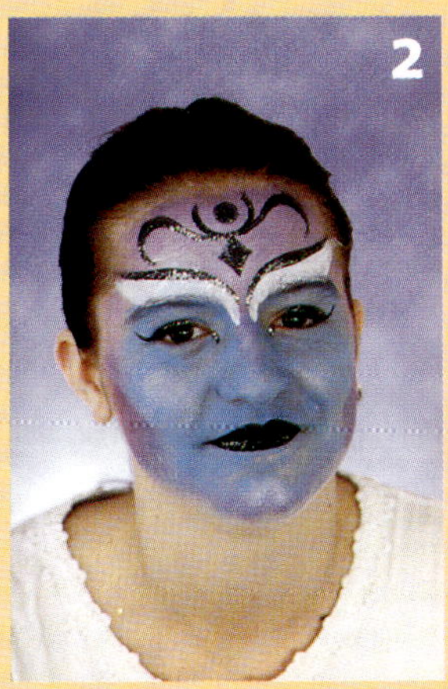

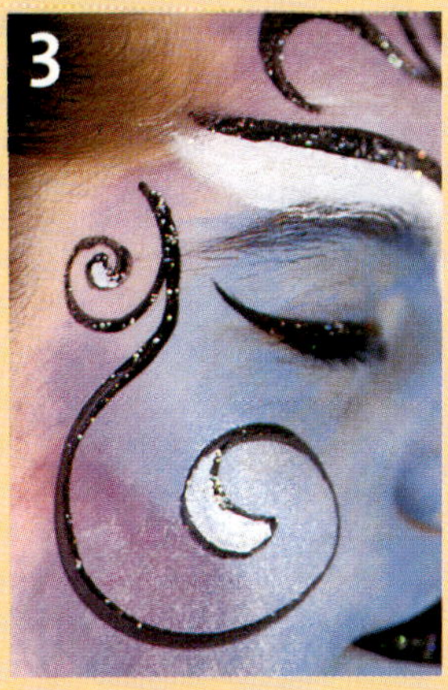

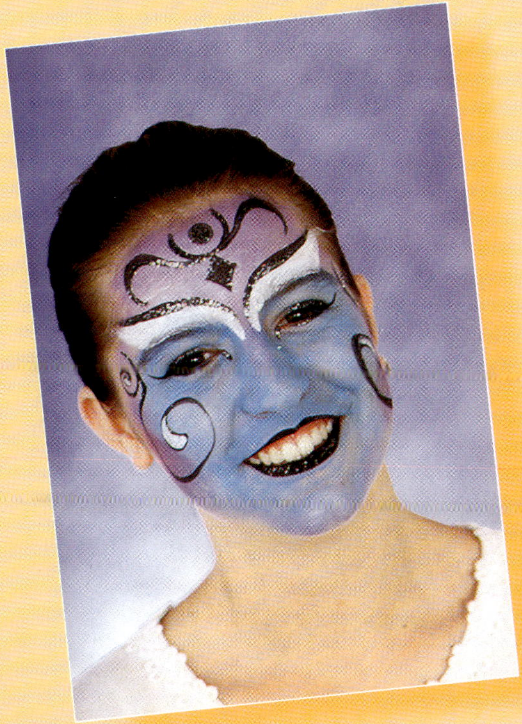

✓✓✓

1

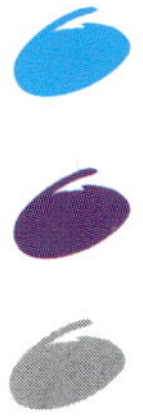

2

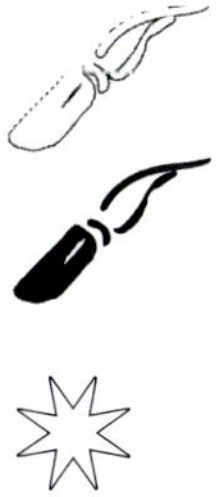

3

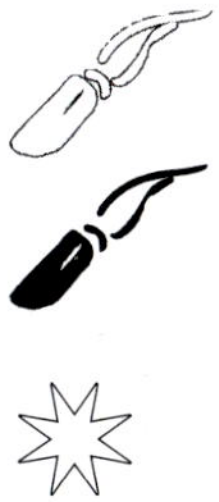

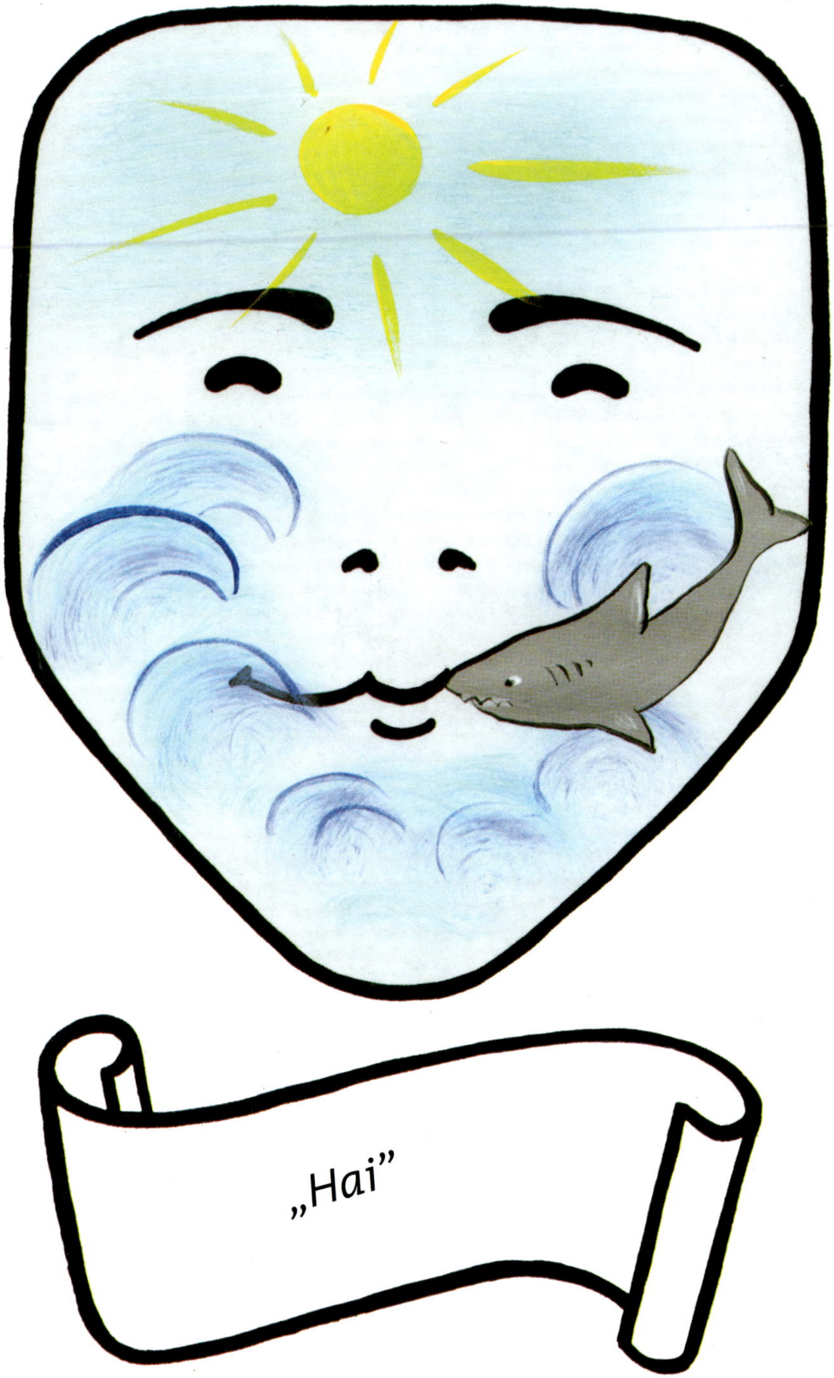
„Hai"

„Haifisch”

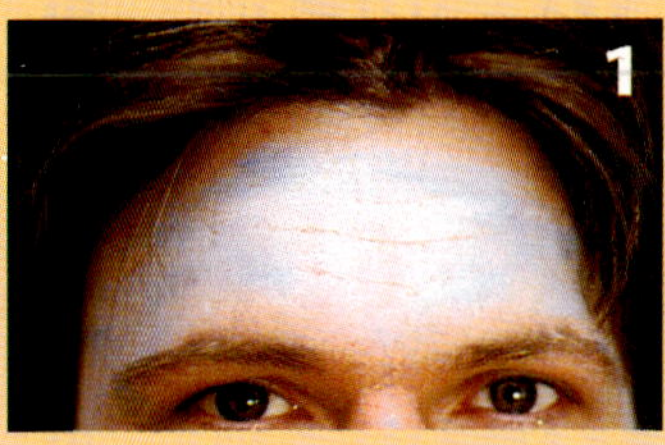

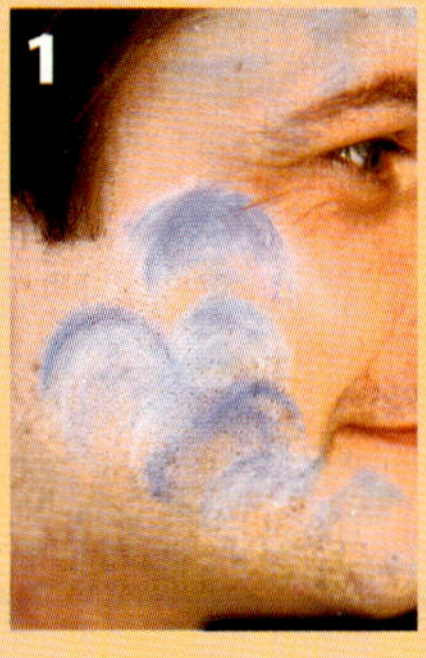

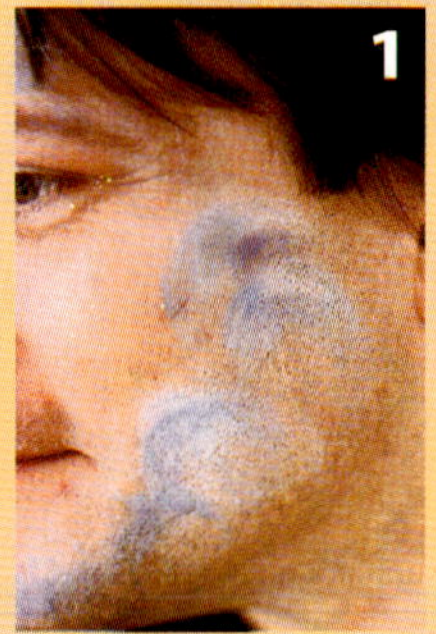

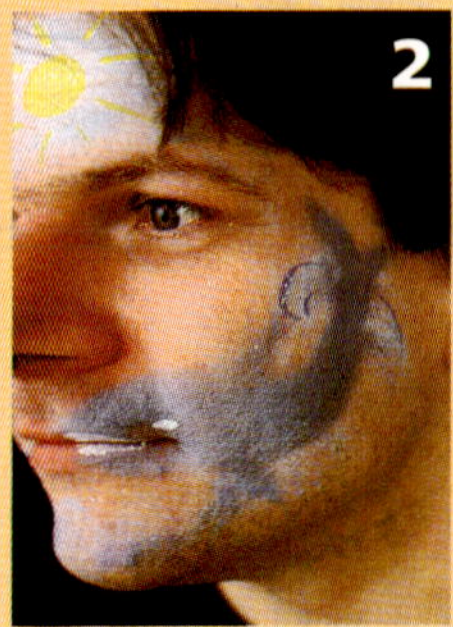

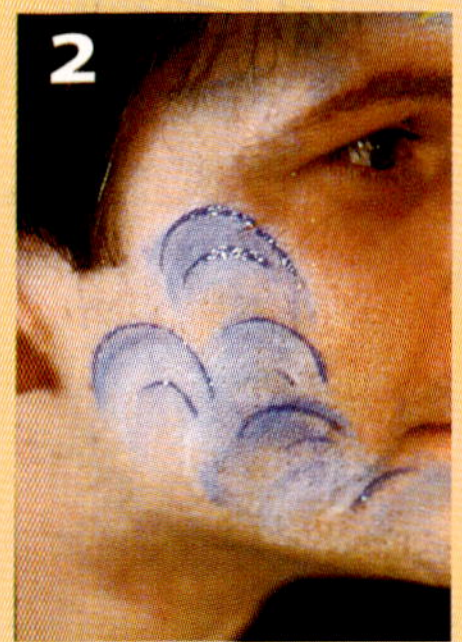

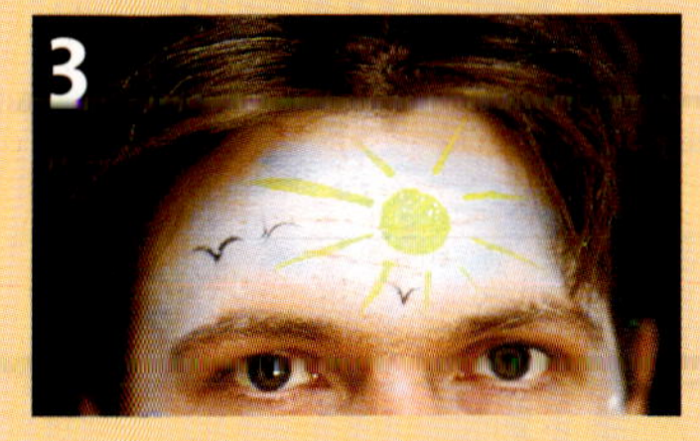

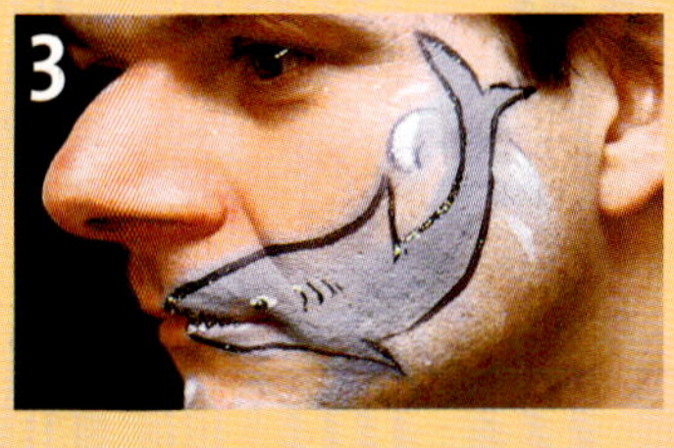

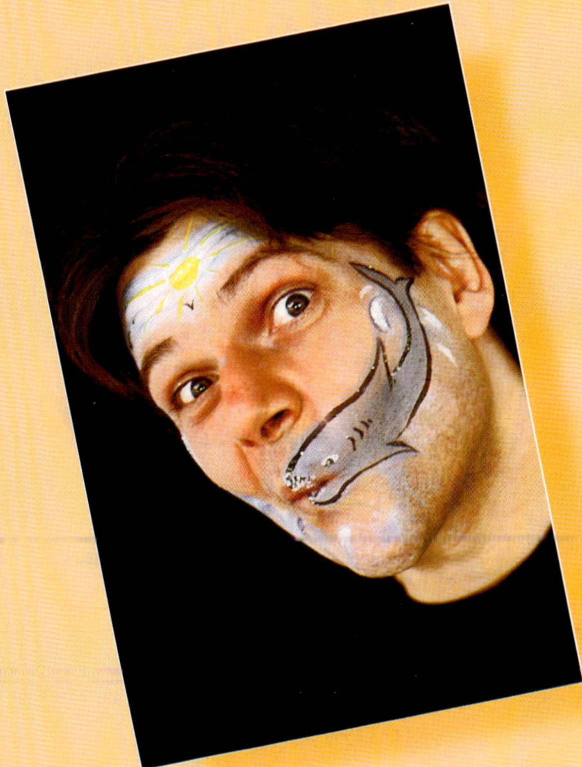

1

2

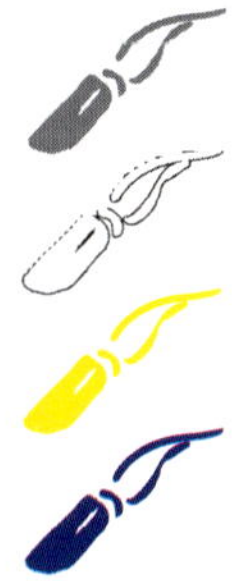

3

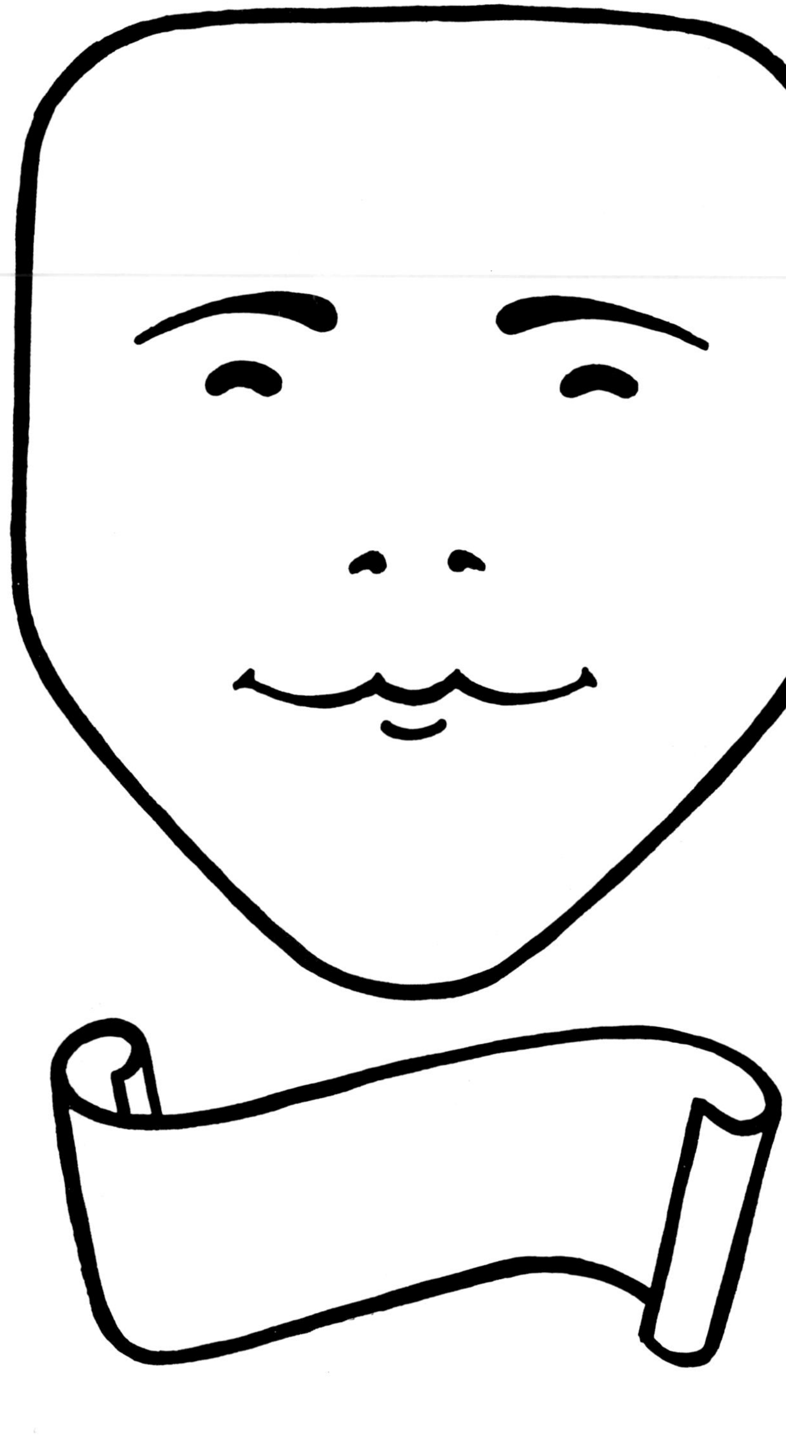